はじめに

人生には数多くの出逢いがあります。その出逢いの対象は、人に限らず、書物であったり、音楽であったり、食べ物であったり、または何かの出来事だったりと、形のないものも含めて様々な類の「もの」になります。そして通常、出逢った「もの」の多くは、いつの間にか何事もなかったかのように私たちの傍らを通り過ぎて行くのですが、時にどこか心の琴線に触れる、特別な「もの」に出逢うことがあります。私は特に、そんな「もの」にこだわり、時にはとことん好きになってのめり込んで行くというスタンスで、これまでの人生を歩んで来たように思います。

この本を書くきっかけとなったのも、本来なら医師である私とは縁遠い、中国史の研究をされている、京都大学人文科学研究所の元教授の方との出逢いでした。たまたまその方のお母様の最期を、私が看取ったのですが、そのことを通じて、私の生き方に興味を持たれ、文章にしてみたらと勧めてくださいました。

　私は元々外科医であり、その中でもより専門性の高い、小児外科、移植外科という分野に身を置いていました。小児外科においては、例えば、先天的な障害を持って生まれて来た新生児を手術して、幼い命を救うという仕事をして来ました。また、移植外科においては、生体肝移植というやや特殊な医療に携わりました。肝臓移植というのは、それまではなすすべもなく、座して死を待つしかなかった生命を救うことができるという当時では画期的な医療でした。

　もちろん、いずれの生命も、自分一人の手で救えた訳ではなく、他の医師や医療スタッフとの連携や協力なくしては成し得なかったことです。ただ、そうして多くの命を助けて来た一方で、皆が手を尽くしても手を尽くしても救えなかった、乳幼児や少年少女、青年たちがいたことも事実です。そうした医療現場にはある意味、過酷な一面もありました。私はその渦中で、限られた人生を懸命に生きようとした生と死を見つめてきました。

　その後、ある転機から高齢者の医療・ケアに携わる道に身を転ずるのですが、人生一〇〇年を迎えようとしているお年寄りの方々を前にして、若くして無念の死を遂げた彼らの思いが脳裏をよぎり、人の一生とは一体何なのだろうかという思いを強くすることもありました。ただその一方で、目の前のお年寄りの方たちも、長い人生を終えるにあたり、その人らしく尊厳を持った最期を迎えられているのかというと、いささか疑問に思わざるを得ません。

高齢者の方々と関わるようになって、現在の医療・介護の現場には様々な問題が存在していることに気づかされました。「高齢者が住み慣れた地域で最期まで尊厳のある暮らしができるように」と考えられた「地域包括ケアシステム」の構築の問題点や、増え続ける認知症の方々に対する適切なケア、そして人生の最期の締めくくりの希望を表明することの大切さなど、これまでは考えもしなかった課題に直面しました。そして同時に、医療従事者として、高齢者の方々のそれぞれの「生き方」と「逝き方」に、真剣に向き合って行かねばならないと痛感したのでした。

私は今、介護老人保健施設の施設長として、お年寄りの医療・ケア全般のお世話をしています。心身共に弱った高齢者にリハビリなどを通してもう一度元気になってもらい、その残された人生を支援していく一方で、老衰の進行で人生の最期を迎える方々の看取りもしています。

それまでバリバリの急性期医療に携わっていた身からすると、一八〇度に近い転換をしたとも言えますが、それぞれの局面での苦悩と選択はありながらも、歩んで来た道は一本につながっています。約四〇年にわたり、〇歳から一〇〇歳までの様々な生と死を見つめてきた医師人生を、その最初から振り返り、肝移植から高齢者ケアへの転身に至った道を辿ってみたいと思います。ここに語られるいくつかのメッセージが、医師を目指している方や既に医師として働きながらも自分の今の仕事のあり方や今後の進むべき道などを模索している方、そして広く医療・介護・福祉の分野にかかわる方々の心に少しでも届けば、望外の喜びであります。

阿曽沼　克弘

歌う外科医、介護と出逢う◉目　次

目次

第7章……人生の最終段階における医療・ケアのあり方……125

第1章

医師のスタートライン

京都大学外科学教室への入局

私は、一九八一（昭和五六）年に京都大学医学部を卒業し、そのまま京都大学医学部外科学教室に入局しました。当時は今のような各科をローテートする卒後臨床研修制度はありませんから、卒業後すぐに外科医としてのトレーニングを始めることになります。

当時、京大の外科には第一外科と第二外科があり、第一外科は消化器外科が主体で、第二外科は消化器外科、心臓血管外科、乳腺内分泌外科、小児外科と多彩な領域を含んでいました。当時の国内のどこの大学にもありがちなことで、第一外科と第二外科は仲が非常に悪かったのですが、ただ不思議なことに、京都大学では、新卒の入局者は外科としてまとめて採用し、その後数年経って大学院進学などの時点でどちらの外科に所属するかを選ぶという全国でも珍しいシステムがありました。他大学では、医学部を卒業して外科に入局する時に、第一外科か第二外科を選択することが普通でしたので、これは、とても異質なことですが、京大の自由な校風にどこかつながるところがあるのかもしれません。ですから、大学を卒業したての外科入局者はまず三ヶ月ごとに、第一外科と第二外科を交互に研修することになっていました。

大学で半年から一年の研修を終えると、一度全員関連病院へ出向します。当時京都大学の関連病院は、全国各地に散らばっており、北は新潟県、東は静岡県、南は高知県、西は福岡県にまで及んでいました。当然、関連病院は、第一外科系か第二外科系か、はっきりしていました。同じ京大出身でも、第一外科所属の医師と、第二外科所属の医師が同じ病院で一緒に働くということは全く考えられない時代でした。

もう一つ京大が、他大学と違うのは、通常教授の意向を聞いて医局員の人事を扱う、教室のまとめ役の「医局長」というポストがないということでした。後に他大学にはどこにでも医局長と言われる人がいることを知って、大変驚いたものです。ですから、京大外科では人事の細かいことは助教授（今でいう准教授）が担当していました。

大学での研修を終えた後の赴任先についてですが、当時私を含め、一六人の新卒入局者がいたので、それに対して一六ヶ所の一般外科の病院を提示され、あとは自分たちで決めなさいという、今では到底考えられないような、「民主的な」手法が取られていたのでした。これも京都大学ならではのことかもしれません。

その提示を受けた私たちは、自分たちの赴任先をどう決めるかについて相談し、当時のプロ野球のドラフト方式風に決めることにしました。というのは、私たちの前の学年は完全なくじ引きで決めていたのですが、それでは必ずしも赴任したいところに行けないし、場合によっては、赴任したいところが互い違いになってしまうこともあるかもしれない、それなら、まず指名する順番をくじで決めて、一番くじを引いた人から、順番に行き先を指名しようということになりました。

最初の指名順を決めるくじ引きで、私は二番くじを引き当てました。第一指名としては、先輩から勧められていた、島根県の病院を選ぶつもりだったのですが、一番くじを引いた人がそこを指名したので、私はその次に考えていた、岐阜県の高山市にある高山日赤病院を選んだのでした。その時の私は、学生時代の失恋の後遺症が数年にわたり尾を引いており、田舎でもいいから、とにかく京都を離れて遠くへ行きたいという気持ちが強くありました。同級生の何人かも知らない土地に行ってみたいという思いが強かったのか、関西から遠く離れた病院から指名されていったような覚えがあります。

地方の病院で何年か研修を積んで、また大学へ戻ってくるという往復切符があるからこそ、私たちは安心して地方に出ていけるし、地方の病院にとってみたら、京都大学出身の医者がやって来るということが、良い刺激になっていた時代だと思います。ただ、その後、一都道府県一医大の政策の下、地方の病院はその地方の大学出身者で占められるようになり、京都大学も関連病院から徐々に撤退していくことになります。さらに、二〇〇四年にスタートした卒後臨床研修制度により、医局講座制が崩され、大学医局からの若手医師派遣ということで維持されていた地方の医療は、崩壊の危機を迎えることになるのです。

飛騨高山での医師生活

半年間の大学の「研修」を終えて、岐阜県高山市の高山赤十字病院に赴任しました。当時、高山日赤の外科医は京大出身の医師四人で、麻酔科がないため、手術時の麻酔も自分たちで行っていました。ですから、緊急手術の際は必ず全員集合して、手術にあたらねばなりません。外科部長の井上章先生はとても厳しい方で、本当によく叱られました。赴任して間もないころ休日の昼間、たまたま、三〇分位本屋に立ち寄っていた間に、病院に外科の緊急患者さんが来たようで、家に帰ったとたんに電話があり、「どこに行ってたんだ!」と井上部長にすごい勢いで怒鳴られたのです。携帯電話のない時代ですから仕方ないのですが、それ以来、家を出る時はどこそこにいるという連絡を逐一病棟に入れることにしたのです。

ですから、朝ナースステーションに行くと、独身だった私の昨夜の行動、すなわち、どこでご飯を食べ、どこに飲みに行ったとかいうことが、すべてボードに書かれているので、とても恥ずかしい思いをしたものです。ポケットベルが登場した時、このおかげで、内緒でどこへでも出かけられるとすごくうれしかったことを覚えています。

井上部長はとても怖かったのですが、誠意をもって患者さんに寄り添う姿勢は徹底しており、また、その頭脳は秀逸で、医師として今でも尊敬している一人です。厳しい指導の一方で、私のことを誰よりもかわいがってくださいました。無類の酒好きで、病棟にいる時に看護師さんに「井上先生から電話ですよ」と言われると、「えっ、また何かミスしたのかな」と毎回ドキッとしたものですが、時には、その電話で、「あそちゃーん、まだ仕事終わらへんの。はよ飲みに行こうや」と甘えた声を出すような人でした。

部長の下の先輩二人は、私が赴任した時には、どちらも高山日赤の看護師さんと結婚されていました。一年後に私の後輩が赴任してきたのですが、彼は既に結婚してやって来ましたので、私ひとり独身となりました。飛騨高山の冬は寒いので、一年目の冬を一人で過ごすのは、「我慢強い」、二年目の冬を一人で過ごすのは「辛抱強い」、三年目の冬を一人で過ごすのは「甲斐性無し」と揶揄されたものでした。井上部長も心配して、忙しくてなかなか休みが取れず、遠出もできない私に、「見合いするんなら、いつでも京都に行って来ていいぞ」と言ってくれました。

そんな時、私の先輩にあたる京大病院の放射線科の先生から、突然電話がかかって来て、「阿曽沼君、君はまだ一人かね。決まった人がいないのなら紹介したい人がいるんだけど」と言われました。その紹介したい人というのは、その先輩の研究室で実験助手として働いている京大薬学部出身の女性でした。当時は、まだ結婚する気などさらさらなかった私ですが、京都に遊びに行きたい一心で、その話を受けることにしました。その後しばらくして私は京都に出かけ、人生最初で最後となる、「お見合い」なるものを経験したのですが、いろいろな事情から通常とはかけ離れたとてもユニークな「お見合い」となったにも拘わらず、出逢ってわずか二ヶ月で結婚を決めたのが今の妻です。

京都大学大学院への入学

京都大学の外科では、第一外科、第二外科共に、大学病院の研修後、関連病院での勤務を六年程度済まして、卒後七年目に大学院に進学するという決まりのようなものがありました。そして、大学に戻る時に、第一外科か第二外科かどちらに所属するかを決めるのです。大学院に合格しなければ、医員として大学に戻って、大学院生と同じようにそれぞれの研究室に所属し、研究を行うという道もありました。

最終的には論文を書いて医学博士を取るというのが、大学に戻ることの一つの目標でした。当時よく言われたのが、「博士号なんて、足の裏にくっついた米粒みたいなものだ。取ってもたいしたことはないが、取らないと気持ちが悪い」というフレーズでした。

一方で、必ずしも大学に戻って研究をしなくても、外の病院を回りながら、臨床を続けるという選択もありました。当時私は、外科医として一人前になるには、つまり「外科医としての腕を上げる」ために大事なことは、手術の経験を積むことだから、研究などするよりもずっと臨床を続けた方が良いのだと考えていました。そもそも、研究など、勉強嫌いな自分に向くはずもないと考えており、試験管を振っているような姿は全く想像できませんでした。学生時代から、授業はさぼり倒し、試験は友人の手を借りてパスし、臨床実習では、質問攻めをする怖い先生の実習は休むという私でしたから、大学にはもうあまり近寄りたくなかったのです。ましてや、その後、自分が大学の教員になるとは、夢にも思いませんでした。

ただ、今になって思いますが、手術の症例数だけを増やしておけば、腕を磨けて、外科医として一流になれるというのは、大きな誤りです。外科医になって数年のうちは、手術症例の増加、症例の難易度の上昇につれて、手術のテクニックは右肩上がりで伸びていきますが、ある一定の領域に達するとそこからの伸びは鈍ってしまいます。

外科医としてさらに進化していくためには、研究や学会発表、論文作成といった論理的な思考の鍛錬が欠かせないと今では思っています。外科医だからと言って、手術における小手先のテクニックだけで通用するわけではなく、どういうコンセプトを持って手術をするのかと言うことが問われているのです。

ここで一言今の若い外科医に伝えておきたいのですが、それが一時的に臨床を離れることにつながったとしても、基礎研究は経験しておく方が間違いなく、より外科医の技量としては伸びるということです。しかしながら、卒後臨床研修制度の導入から、今は、医学博士号を取得するよりも各診療領域の専門医の資格を取るということが重要だという臨床指向に傾いていています。現在、医師で大学院に戻って基礎研究をする人は以前に比べると、随分減っています。新臨床研修制度が始まった時、前述した地域医療の崩壊と加えて、大学の基礎医学研究の衰退が起こると私は予言していましたが、残念ながらその予想は当たってしまいました。

高山日赤で四年の月日が過ぎた頃、第二外科の教授にO先生が就任されました。O先生は元々第一外科で講師をされていた方で、そんな方が仲の悪い第二外科の教授になるという、これもまた、京都大学の面白いところです。O教授は第五研究室という研究室のメンバーをそのまま引き連れて、第二外科に移って来られました。そして、卒後六年間の臨床経験を積んだ後に大学院に進学するというこれまでの慣例を変更し、四年間を終了した時点から、大学院入試に受かった者は大学に戻ってきても良いという制度に変えられました。よりハングリーな精神を持った若手に研究を担わせたいという思いだったようです。

私の大学病院での最初の研修先は第二外科でしたが、その雰囲気が学生時代の印象と違ってとても気に入り、また、そこで、生涯の師と仰ぐ、当時は小児外科を専門にしていた田中紘一先生との出逢いもあったりして、私は将来的には第二外科に所属しようと考えていました。高山日赤病院も第二外科の関連病院で、田中先生は小児外科の手術をするために高山日赤へ来られることも何度かあった、という縁もあります。

第二外科の大学院進学についての慣例変更の話が伝わってきたとき、妻が、「ポケットベルのない生活もいいんじゃないの」と大学院進学を勧めてきました。私はそもそも研究には興味はなかったのですが、その言葉に少し心を動かされ、まあ、大学に戻って研究しながら、ちょっと楽な生活をしてみるのもいいかと思うようになったのです。ただ、当時は大学院の入試科目にドイツ語があり、学生時代にほとんどドイツ語を勉強しなかった私には大きな壁となりました。また、自然科学の科目も入試に向けて何をどう勉強していいのか、全く見当もつきませんでした。

そんな時、妻が学生時代に使っていたというドイツ語の教本はとても解り易くて、勉強に役立ちました。ただ、ドイツ語の単語を覚えるために、古典的な手法で、トイレの壁にドイツ語を貼り付けていたのですが、「こんな基本的な単語も知らないの！」と妻に呆れられた次第です。

また、大学院入試の自然科学の過去問題を取り寄せて検討したところ、『細胞の分子生物学』という本を読んでおけば、八割方解答できるということがわかりました。この『細胞の分子生物学』（第一版：二分冊）（Bruce Alberts, Julian Lewis, Martin Raff, Peter Walter, Keith Roberts, Alexander Johnson 著、中村桂子・松原謙一 監修、大隈良典・小倉明彦・桂勲・丸野内棣 監訳、教育社、一九八五年）という本は、*Molecular Biology of the Cell* という本の邦訳なのですが、この邦訳本が出た時に、妻に「とてもすごい本の日本語訳が出版されたから買わない？」と言われて、買った本でした。最初、私にはその本の価値が全く分からず、いわゆる「豚に真珠」状態だったのですが、大学院の過去問と照らし合わせてみてその偉大さがわかり、その上下二冊の本で勉強することにしました。当時、この本は基礎医学の研究者のバイブルのようなものと言われていたと思います。

そういった妻の「サポート」のお陰で、無事京都大学大学院の入試に受かり、一九八六年の春、妻と生まれたばかりの長男を連れて、飛騨高山を後にし、四年半ぶりに京都に戻ったのでした。

第2章

奮闘する外科医

「肝臓移植」との最初の出逢い

大学に戻るにあたり、第二外科に所属することは決めていたのですが、さらに、研究室を選択しないといけませんでした。京都に戻る前に、それぞれの研究室からそれぞれの研究内容についての紹介文が送られて来るのですが、どれも難解で、また自分のやりたいことも特になく、どこの研究室を選んでいいのか迷いました。当時、田中紘一先生は小児外科の研究室である第一一研究室に所属しておられ、O先生の教授就任に伴って、講師に昇格し、その研究室を主宰することになっていました。

何をしていいか迷っていた私は、とりあえず田中先生の下に行けば、その後は好きな道に進ませてくれるだろうという安易な気持ちから、一一研を希望しました。当時は将来的に小児外科を専門にするつもりはなく、とりあえず研究を終えたら、また一般成人外科にもどるつもりでした。実際一一研には、小児外科以外の分野を希望する人も所属していました。

O教授が第一外科から引き連れてきた五研というのは、肝臓外科の研究室で、O教授の専門である肝臓のミトコンドリア、エネルギー代謝に関する研究を行っており、何事にもアグレッシブなO教授の影響もあって、大学院生は活発に研究活動や学会発表、英語論文の作成を行い、海外留学にも行っていました。そして、私が大学院に入学したときは、ちょうど、豚や犬といった大動物を使った肝臓移植の実験が始まったところでした。

一方の小児外科の一一研は、第二外科の教授交代の過渡期にあたっていたこともあり、いまひとつ活気はなく、私たち新しく入った三人の大学院生・医員を入れても、研究室員は数名しかいませんでした。田中先生の指導も始まったばかりで、教室の研究の方向性を模索中といったところでした。

そんな中、一一研に残っていた先輩二人が、何の縁か、たまたまラットの肝移植という動物実験モデルを作っていました。ラットとはネズミの一種ですが、マウスという小さなネズミとは違って、体重が二五〇グラム程度のドブネズミのような大きさで、それを使って肝移植を施行するには、それなりに専門的な技術が必要でした。五研と一一研で、ともに動物の肝移植モデルを作っていたのは、全くの偶然にほかなりません。ただ、大動物の実験には多くの人の手が必要ですが、ラットの肝移植なら、一人でできるという小動物ならではのメリットがありました。

五研と一一研は研究棟の中で廊下を挟んでの向かい合わせの部屋でしたが、第一外科、第二外科に別れていた頃は全く交流がありませんでした。五研ではO教授の酒好きもあって、よく酒盛りが行われていましたが、あまりうるさいので、私が帰学する以前は、一一研から向かいの五研に「静かにしろ!」という怒鳴り声が上がることもあったようです。

O教授が五研と共に、第二外科に移って来てからは、そんな敵対関係があったことがまるで嘘のように、第二外科の他の研究室も含めて、個々の研究室の壁を取り払い、横のつながりを持って研究を推し進めることになりました。それはO教授の意向でもあったのです。そんな中で、私は、まず、五研に出向き、肝臓のエネルギー状態を測定する技術を学び、その後、一一研の先輩の作ったラットの肝移植モデルの移植肝の機能を評価するという仕事を与えられました。その内、私自身もラットの肝移植手技をマスターし、自らの手でモデルを作り、拒絶反応を起こした移植肝の状態を評価するといった研究を行いました。同級生の手も借りながら、その実験で何とか論文を仕上げられて、少し先になりますが、その論文で医学博士を取得することができたのです。この時一一研で習得したラット肝移植の手技は、後にハーバード大学への留学で大きく役立つことになるのですが、振り返ってみると、この大学院入学が、私と肝臓移植との最初の出逢いだったといってもよいのかも知れません。

小児外科医となり、その後米国へ留学

大学院の二年が終わる頃、大学病院の人事が動き、小児外科担当の助手（今でいう助教）の席が空くことになったのですが、それを埋める人材がなく、その後任として、ほぼ博士論文の実験が終わっていた私に白羽の矢が立ちました。それは、大学院を中退して、病棟勤めの助手にならないかという

ものでした。当時、外科というようなメジャーな科で私のような若い年齢で助手になるのは珍しいことでしたが、私の上に小児外科を担当する適当な人材が見当たらないとのことでした。

田中先生からは、「これで、小児外科に足を突っ込むことになるがそれでいいか？」と聞かれました。元々、小児外科に興味がない訳では無かったので、私は、大学院中退を決断し、大学病院の臨床の現場に出ていく道を選択しました。私の前任の助手が四年先輩の猪股裕紀洋先生だったのですが、実はこれが、この後ずっと猪股先生の後を追いかけていくことになる私の人生の始まりでした。

病棟では、助手という身分でありながら、田中先生には「こいつは、まだひよっこですよ」と周りに紹介され、小児外科について一から学びながら臨床に従事していました。小児外科と言われても、どんな仕事、どんな手術をするのか、ピンと来ない方も多いと思います。小児外科は私のその後の外科医人生の一つの柱となるのですが、その詳細については、また後程述べたいと思います。

そんな小児外科の修行をしている中、今度はアメリカ留学の話が持ち上がりました。肝臓移植のメッカと言われるピッツバーグ大学での、O教授の肝いりの共同研究の話だったのですが、誰もがこれはきつい仕事になると予想していたので、なかなか希望する人がいなくて、また、私にお鉢がまわって来ました。実は、私も二回はお断りしたのですが、ある日、緊急手術の後、夜中の三時頃田中先生に自宅まで送ってもらう車の中で、「例の留学の話、もう明日までに返事しないといけないんだ。誰も行ってくれないんだが、お前どうだ？」と三度目の勧誘を受けました。

田中先生からは、ピッツバーグ大での約半年の共同研究が終われば、もう半年くらい好きなところに行って来ても良いとも言われました。当時、妻は自分がかつて放射線科の実験助手としてハーバード大学に短期留学したこともあり、とにかくアメリカ、特にボストンに行きたがっていました。その夜中に妻を叩き起こして、留学の話を持ち掛けたところ、大賛成でしたので、結局その話を受けることにしました。

さて、留学の残りの半年どこに行こうかと考えていた時、猪股先生から「ボストン小児病院のドクター・バカンティのところはどう？」と勧められました。ハーバード大学のバカンティ教授は、日本人の子供の肝移植を施行し、そのことは後にテレビドラマにもなりましたし、日本に移植チームを連れて肝臓移植のレクチャーに来たりと、日本になじみのある方でした。ちなみにそのドラマは「甦れ！いのち　ボストンへの道」という題名で一九八七年にテレビ（CX）で放送されました。

バカンティ先生に手紙を書いたところ、非常にラッキーなことに、サラリーは出せないが、研究スペースを提供することは出来るという返事をいただきました。そして、半年は短いから、一年間は滞在したらどうだとも言われ、結果的には一年五ヶ月ボストンにいることになりました。

一九八九年七月から約二年の米国留学にでかけました。前半の七ヶ月はピッツバーグで肝臓移植の臨床研究をし、後半はハーバード大学附属のボストン小児病院でバカンティ先生の肝細胞移植のグループに所属し、基礎研究に携わりました。ボストンの研究室では、かつて私が習得していた、ラットの肝移植の技術が大いに生かされることになり、そのおかげで、論文も書くことができたのです。

ピッツバーグでの臨床研究は、日米の人間関係のもつれなどがあり、人生を通じて一、二を争うほどのつらい時期となりましたが、ボストンでは家族五人、楽しい留学生活を満喫することができました。ちなみに、長男が高山で誕生した後、大学院生時代に京都で長女が生まれました。その後渡米前に妻は三番目の子を妊娠し、当初は無謀にもアメリカで出産するつもりだったのですが、妊娠二四週で早期破水し、切迫流産となってしまいました。当時は、今生まれたら助からないと言われていたのですが、その後何故か破水は止まり、担当の産婦人科医には「学会報告ものですね」とまで言われました。結局、予定日に近い一九八九年八月に無事次男が誕生し、その一〇月には、妻は生後二ヶ月の彼を含む三人の子を連れて、一足先に渡米していた私を追いかけてきたのでした。

日本で生体肝移植が始まったのは、私のアメリカ留学中でした。一九八九年一一月、島根医大で、第一例目の生体肝移植が施行され、翌年の一九九〇年の六月に、京都大学で二例目、信州大学で三例目が施行されました。京都大学では、O教授の下、ドナー（肝臓提供者）手術は成人の肝臓外科チームが担当し、レシピエント（肝臓を移植される側）手術は田中紘一先生を中心とした小児外科チームが担当したのでした。私は、留学先で肝移植に関する研究はしていたものの、その頃の日本の熱気とは無縁で、ましてやその時点では、自分が実際に肝移植医療に携わることになるとは夢にも思っていませんでした。

倉敷中央病院での小児外科医としての働き

一九九一年七月、ボストンからの帰国後勤めたのが、岡山県倉敷市にある倉敷中央病院でした。そこには、前任に猪股先生が小児外科担当として赴任していたのですが、その交代として私が勤務することとなりました。それこそ、文字通り、猪股先生のあとを追っかけているようなものでした。猪股先生の人柄については、あとで紹介することになる、岩波新書の『生体肝移植――京大チームの挑戦』（後藤正治 著、二〇〇二年）という本にも書かれていますように、「仏の猪股」と言われる通り、本当に仏のように優しく、とても人望が厚い方でした。ですからその後を引き継ぐ私には結構きついものがありましたが、悩んでもしょうがないので、私は私の個性でやるしかないと開き直っておりました。猪股先生は、温厚な性格で大変大人しい方だったので、「陰《いん》の猪股に対して、陽《よう》の阿曽沼だ！」などとうそぶいていました。

倉敷中央病院では、小児外科と成人外科の両方を担当し、〇歳から八〇歳までの方の手術をしていました。また、小児外科を専門に出来るのは私しかいなかったので、小児の症例（一般的には中学生以下）はすべて私が診ることにしていました。小児外科症例がそんなに多い訳ではありませんが、時間外でも救急の患者さんが来れば病院に呼び出されるので、当時は周りから「二四時間、三六五日営業、ミスターローソン」と呼ばれていたのです。

倉敷で働き始めて三年くらいした頃でしょうか、京都大学の田中紘一先生から突然の電話があり、「一年余り後に、外科系の新しい講座が出来ることが決まって、多分自分がそこの初代教授になると思う。移植免疫学講座という名で、生体肝移植を主体にやっていく教室となると思うが、大学に戻って来て、一緒に働かないか？」と誘われました。医者になった時からずっと田中先生を慕っていた私は、余り迷うこともなく、その申し出を受けました。一応、妻に相談はしましたが、妻には「どうせ、気持ちは決まっているんでしょ」と言われました。その後、いろいろ話し合った結果、妻の仕事や諸般の事情から、妻と三人の子供は倉敷に残ることにしたのです。

一九九六（平成八）年の二月、京都大学医学部移植免疫学講座の助手として、京都大学に勤務することになり、京都での単身赴任の生活が始まりました。いよいよ肝移植の世界に本格的に足を踏み込むことになるのですが、満四〇歳での新しい分野への方向転換はなかなかきついものがありました。

小児外科について

　ここで、小児外科という医療の分野について、少し説明をしておきます。外科は、その扱う対象（臓器）によって、心臓血管外科、胸部外科、乳腺内分泌外科、消化器外科、小児外科の五つの分野に分けられます。例えば、乳癌は女性の病気なので産婦人科で治療するのではないかと誤解されがちですが、乳腺内分泌外科で扱う疾患です。ちなみに男性の乳癌もあります。

　一方、移植外科というのはちょっと特殊なカテゴリーで、移植する臓器によって、心臓なら心臓外科が、肺なら胸部外科が、肝臓、小腸なら、消化器外科か小児外科が担当するというように、それぞれの分野ごとに行われています。

　基本的な五分野に関しては、その規模の大小はあるものの、どこの大学にもそれを専門にする医師や教育者がいますので、医学教育はほぼ同等に行なわれています。一方、臓器移植に関しては、大学によって施行しているところと、施行していないところがあるので（施行していないところの方が多いのですが）、医学生の教育に差が生まれることになります。

　ちなみに私が後に教員となる熊本大学では、肝臓移植と腎臓移植（泌尿器科にて）が施行されていたので、医学生は、その分野の講義を受けたり、実際の手術や治療を目にすることが出来ますが、それがどこの大学でも可能という訳ではありません。心臓移植や肺移植に至ってはもっと限られた施設になりますから、医学生で、その教育を受ける機会は随分と希少なものとなります。

さて、小児外科に話を戻しましょう。小児外科というのはその名の通り、小児（〇歳から一五歳まで）を扱うのですが、単に大人のミニチュア版の手術というわけではありません。特に特徴的なことは、新生児外科という領域があることです。新生児外科とは、小児外科の醍醐味のひとつと言ってよい分野だと思います。新生児とは、医学的には生まれて一ヶ月以内の赤ちゃんのことです。つまり、先天的な障害を持って生まれ、そのまま放っておけば生きていけない子供たちを、早期の手術で助けるという仕事です。その後の長い人生を授けることが出来るという点では、大変やりがいのある医療分野です。

新生児疾患と言われてもピンと来ない方も多いと思います。様々な病気があるのですが、例えば消化管について考えてみましょう。消化管は口から食道、胃、十二指腸、小腸、大腸、肛門とつながっている一本の管です。管ですので、どこかで、閉鎖していたり、狭くなっていたり（狭窄）するという異常が起こりえます。それが、妊娠中の母体の中で起こってしまうと、先天性食道閉鎖症であったり、先天性十二指腸閉鎖症、先天性小腸閉鎖症、先天性直腸肛門奇形（鎖肛）であったりする訳です。消化管が閉鎖しているということは、食物が通らないわけですから、経口摂取が出来ず、速やかに道

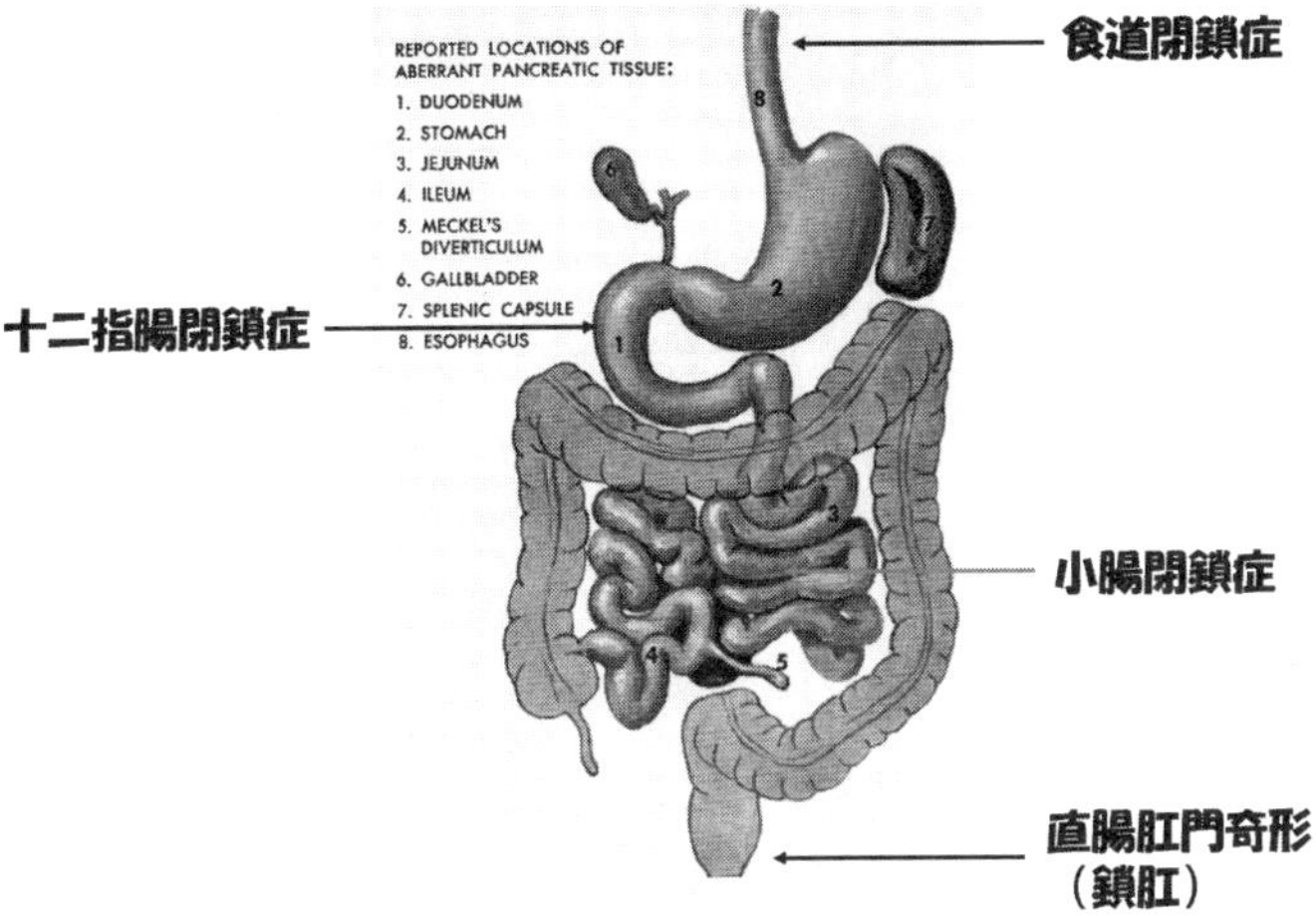

図1●人体内の消化管の構造。各部位が閉鎖すると記載したような病気になる。（図版出典：F. H. Netter『ネッター解剖学アトラス』（原書第6版、相磯貞和訳）、南江堂、2016年）

筋をつけてあげることが必要となります。

例えば、食道は口と胃をつなぎ、飲み込んだ食物が通って行く管ですが、先天性食道閉鎖症は、その管がつながっていないという状態です。日本では、年間に一七〇症例程度生まれています。ただ、単純に食道がつながっていないというだけではなく、通常、食道とそのそばを通る気管との間にトンネル（気管食道瘻）を形成しています。そのトンネルのあり方で、図2のようにAからEまでの五つの型に分かれます（Grossの分類）。統計的にみると、そのうち八五％がC型（口側の食道が行き止まりで、胃側の食道が気管と繋がっている）、一〇％がA型（口側も胃側もどちらも行き止まりで気管との繋がりはない）、残りの五％がその他の型となっています。すなわち、ほぼ九割近くは、上の食道が盲端で、下の食道が気管とつながっているC型と言うことになります。このC型の場合は、胃液が逆流して上がって来て気管内に流れ込むと肺炎を起こしてしまいますから、生後すぐの手術が必要です。術式としては、気管と食道のつながりを切断し、上と下の食道を吻合してつなぎ合わせます。食道がつながることによって、はじめてミルクが飲めるようになるのです。

言葉で書けば簡単な手術のようですが、実際には重篤な合併症が起こる危険性があります。京都大学病院で小児外科に携わり始めた頃に経験した食道閉鎖症の児は、術後に縫合不全という、上下の食道のつなぎ目が上手くくっつかずに穴が開いてしまう合併症を起こし、その後肺炎、呼吸不全に至り、残念ながら亡くなってしまいました。その頃はまだ小児外科のことをよく知らない時期だったのですが、重篤な合併症を目の当たりにした一例でした。

このようにC型の食道閉鎖症は生後すぐに手術をしないといけませんから、小児外科を名乗る限りは、自分が緊急手術を執刀しなければなりません。「C型食道閉鎖症の手術が術者としてできるようになったら小児外科として一人前だな」と田中先生にはよく言われたものです。

一方、A型の食道閉鎖症はちょっと複雑です。気管食道瘻はないので、手術を急ぐ必要はありませ

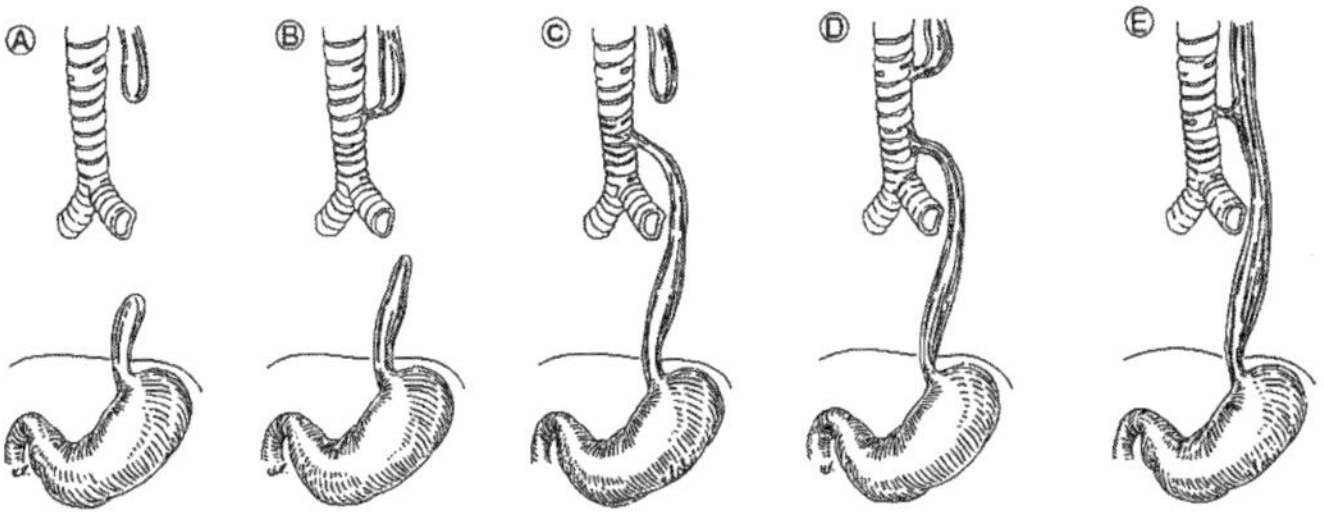

図2●先天性食道閉鎖症の分類。（出典：Gross.E. Robert：*The Surgery of Infancy and Childhood*, Philadelphia：WB Saunders Co. 1953.）

ん。とりあえず胃瘻と言って、腹壁から胃にチューブを挿入して、そこからミルクを注入すれば、生命を維持し成長させることが出来ます。ただ、上部食道は盲端となっているので、唾液が呑み込めず溢れて来て、持続的な吸引が必要になりますが、その内赤ちゃんも慣れて来て、唾液を飲み込まず自分でぺっと吐き出すようになることもあります。一年位、胃瘻からの栄養で体重を増やしてから、根治手術を施行するのですが、実はこの根治手術がC型と違って大変やっかいなのです。

というのは、C型の場合は上下の食道の端が割と近い位置にあるので、それぞれの食道を何とか引っ張ってつなぐことが出来るのですが、A型の場合は遠く離れており、簡単に引っ張ってつなぐことができないのです。そのために根治手術の前に上下の食道の端を近づける工夫や根治手術で胃を含めて下部食道を上に持ち上げる工夫などが必要になります。い

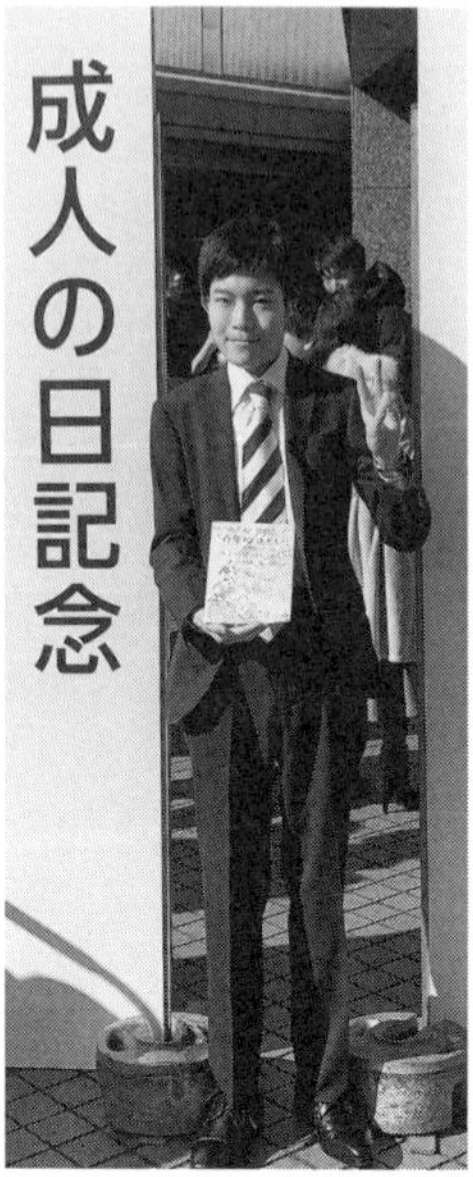

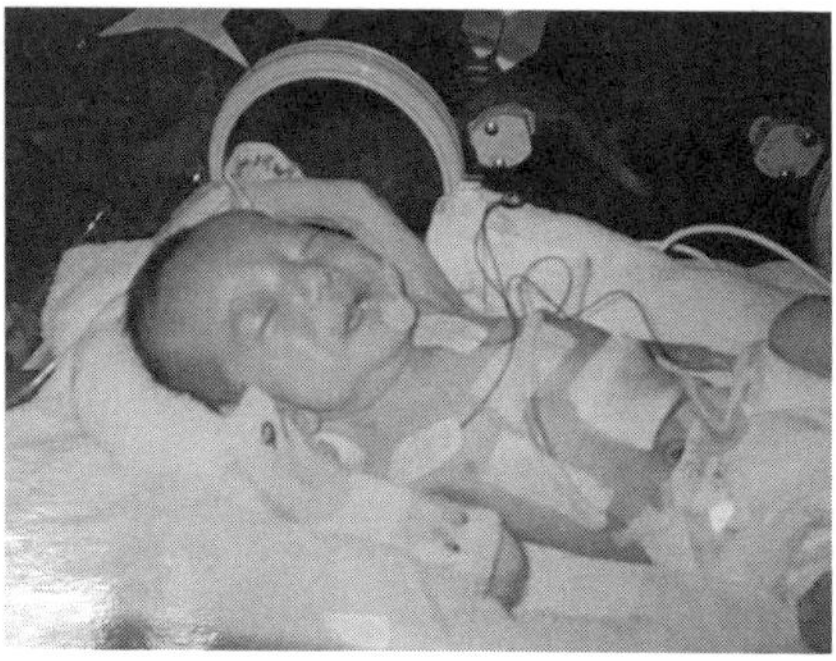

写真１●出生後、胃瘻造設術を受けたＡ型食道閉鎖症の患児。食道はまだつながっていない。（右）

写真２●写真１の患児は 2020 年に成人した。（左）

くつかの方法がありますが、あまりに専門的過ぎるので、ここで、その詳細を述べることは省きます。

ただ私自身、生涯で三例のA型食道閉鎖を経験しました。いずれも倉敷中央病院での症例ですが、日本国内で年間一五例程度しかないA型食道閉鎖症を、小児病院のような特殊な施設でない病院で三例も経験するのは珍しいことだと言わねばなりません。三例とも苦労した症例でしたが、時に田中先生や猪股先生の力も借りて、いずれも助けることができました。一例は、根治手術後に大きな縫合不全がおこり、呼吸不全で何度か死にかけました。もう一例は手術で食道をつなぐことはうまくできたのですが、根治手術までの一年近く唾液を飲み込んでいなかったので、物を飲み込むということができず、術後食事が全く摂れなくて、半年以上お母さんと共に奮闘したものでした。その児たちも今は三人とも無事成人していることと思います。

このように食道閉鎖症に限らず、先天性の新生児外科疾患に関しては、放っておけば死んでしまうほどの重篤な病態にもかかわらず、手術によって、体表の傷以外には大きな障害が残らず、多くは健常者と変わらない生活が送れるという特徴があります。それだけやりがいのある分野だからこそ、新生児外科が小児外科の醍醐味と言われる所以だと思います。私自身、振り返ってみれば、うまくいった症例はあまり覚えておらず、苦労した症例や、助けられなかった症例ばかりが心に残っていますが、何人かの幼い命を救い、その後の長い人生を過ごしてもらえていることは確かなのだろうと思います。

胆道閉鎖症の子供たちとの出逢い

前項では、小児外科でも特殊な分野である、新生児外科について紹介しましたが、小児外科疾患として、胆道閉鎖症という「難病」について語らない訳にはいきません。そもそも、私のもう一つの専門分野である生体肝移植というやや特殊な治療法は、胆道閉鎖症の治療のために誕生したのです。肝臓移植という治療法が確立する前は、私たち小児外科医にとっては、胆道閉鎖症の克服は長年のテーマでもありました。

元々、この病気は「先天性胆道閉鎖症」と呼ばれていたのですが、前に紹介したような先天的な病気と違って、周産期に何らかの原因によって引き起こされるということがわかり、先天性という言葉は使われなくなりました。とはいうものの、何らかの原因については諸説あり、今でも結局よくわかっていません。

肝臓で作られた胆汁は、肝臓の中に、木の枝のように張り巡らされた肝内の胆管で集められ、肝門部（血管や胆管が肝臓から出て来るところ）と言われる肝下面中央部で、一本ずつの左右の肝管が肝臓の外に出て、それが合流して総胆管となって、十二指腸につながっています。この総胆管の途中にくっついているのが胆嚢という袋です。胆汁はこの胆嚢に一時的に蓄えられ、濃縮され、食事をしたことを合図に、胆嚢が収縮して胆汁を十二指腸に送り出し、食物の栄養吸収を助けるという仕組みになっています。胆嚢は、胆汁が一時的に蓄えられる場所なので、胆汁内のコレステロールやビリルビンといった成分が凝集して、石ができやすいのです。それが胆石です。

胆道閉鎖症では、胆汁が腸に流れ出ず、肝内にうっ滞するので、便が灰白色になったり、黄疸が出

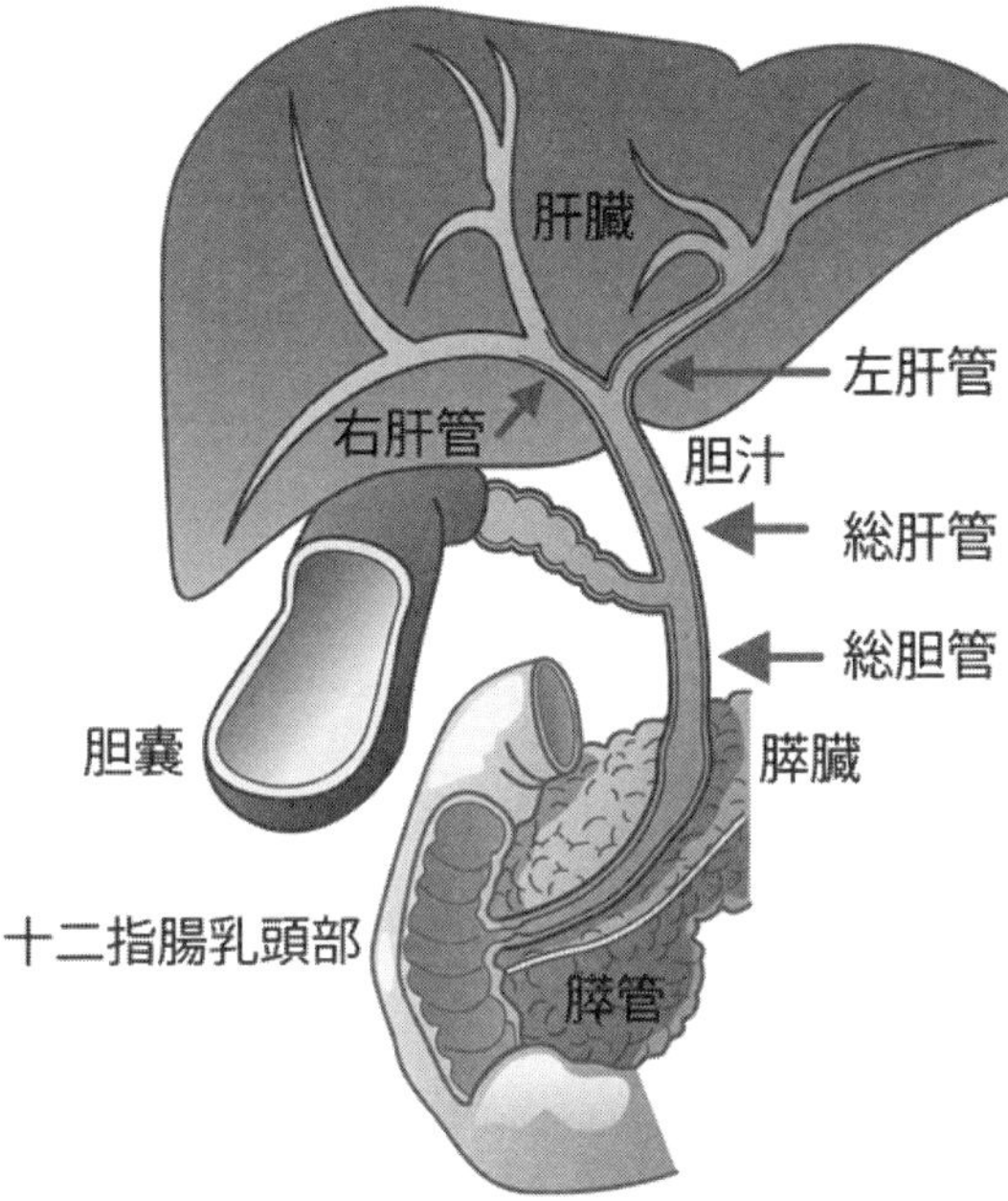

図3●肝臓とその周辺の構造（日本消化器外科学会 HP より引用）

たりします。ただ、この病気の小児の皆が、生まれつき便の色が薄い訳では無く、中には最初黄褐色だけれども、だんだん白っぽくなったという赤ちゃんもいます。先天性という言葉が外れた理由もそんなところにあります。この病気は一万出生に一人くらいの頻度で発症すると言われています。

胆道閉鎖症とはその言葉通りに解釈すると、総胆管が閉鎖しているような印象を受けますが、そんな単純な病態ではありません。総胆管が閉鎖しているだけなら、閉鎖部位を切除して、その前後を吻合するか、ないしは肝臓から出て来る胆管と腸を吻合すればよいだけです。この病態では、単に閉鎖しているのではなく、胆管が破壊されており、肝門部で、本来あるべき左右の胆管が肉芽組織（創傷の治癒過程において形成される線維性結合組織のこと）に置き換わって蓋をされたような状態になっているのです。そのままにしておくと、肝臓内に胆汁がうっ滞し、黄疸や肝硬変の原因になってしまいます。

医者になってすぐの頃、第二外科の研修で小児外科を回った時、当時助手だった田中紘一先生が、この胆道閉鎖症という難病について熱く語っていたのを、今でも覚えています。田中先生の小児外科医としての情熱を感じ取り、彼への信奉はそんなところから始まったのかもしれません。そういえば、田中先生にはどこかカリスマ性があり、私が大学院在学中、当時助手だった猪股先生も含めて私たち一一研の研究室員は、研究室の秘書さんから、「皆さん、田中教の信者ですものね」とからかわれていた時代もありました。

さて、この難病の治療法の一つが葛西手術（肝門部腸吻合術）です。肝門部の肉芽組織を切断すると、一〇〜一〇〇ミクロンくらいの太さの小さな胆管がいくつか開口していることがわかりました。この小さな穴の集合体に腸管を吻合して胆汁を腸に流そうという手術法が葛西手術です。ただ、肝門部に開口しているそれぞれの胆管が肝内の胆管とどれだけつながっているかわかりませんし、また開口部が非常に小さいため、胆管炎などの感染を起こすと吻合後の胆管がつぶれて閉じてしまうこともあり、必ずしも全例、手術で胆汁の流出が確保できる訳ではありません。胆汁がうまく流れ出なければ、肝臓は胆汁うっ滞性の肝硬変となり、最終的には肝不全で死亡してしまいます。

胆道閉鎖症と診断されれば、生後一～二ヶ月で葛西手術を受けることになるのですが、当時、その手術後の予後は、おおざっぱに言えば以下のように考えられていました。葛西手術だけで天寿を全うできるのは三分の一程度で、あと三分の一は手術後も黄疸が完全に消失することなく、生後一～二年の早い時期に肝不全に陥って死んでしまいます。残りの三分の一は一時的には黄疸が消失し、元気になるのですが、黄疸が再発したり、胆管炎を繰り返したりして、徐々に肝不全が進行し、学童期や青年期に、死に至るというものです。つまり、三分の二の方は、いずれかの時期に肝不全で死んでしまうという非常に予後の悪い疾患だったのです。その方たちの命を救うには、病的肝臓を健康な肝臓と入れ替えること、すなわち肝臓移植しかありません。

大学院を中退し、大学病院の助手となり、小児外科診療に携わっていた頃に、二人の胆道閉鎖症の幼児と出逢いました。どちらも葛西手術後の経過が良くなく、肝硬変が進行し、このままでは肝不全で死を待つしかないという状態でした。当時欧米では脳死肝移植が開始されていましたので、二人の命を救うためには、海外で移植手術を受けることしか方法はなかったのです。

一人はAちゃん、二歳の女の子でした。Aちゃんは、アメリカで肝移植を受けるべく、一九八八年に渡米しましたが、向こうの施設での術前検査で、門脈という肝臓へ腸管からの血液を運ぶ太い血管が広範囲に閉塞していることが判明し、血行再建が無理ということで、移植は不可能と診断され、帰国せざるを得ませんでした。Aちゃんは帰国後、約六ヶ月で亡くなりました。

もう一人のTくんは四歳の男の子でした。彼は、同じ一九八八年、ドイツへ渡りました。待機中に、幸い早い時期にドナーが現れ、移植手術を受けることが出来たのですが、移植後、腸管穿孔などの合併症を併発し、残念ながらドイツで亡くなりました。どちらの御両親も、何とか早く日本で肝移植が出来るようにならないのだろうかと熱望されていたのです。しかし、脳死ドナーからの臓器移植については、日本国内でのコンセンサスは得られておらず、実現には程遠いという状況でした。

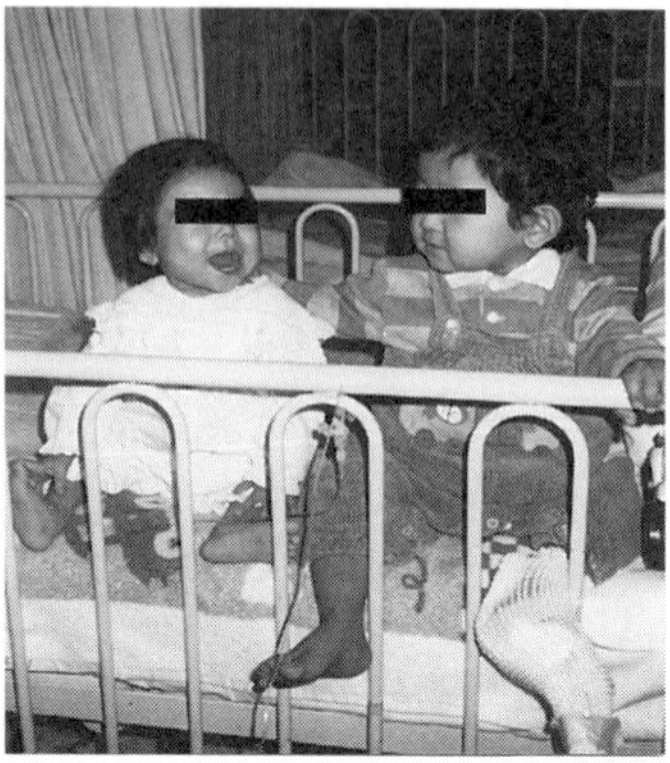

写真3●左：アメリカに渡ったAちゃん、右：ドイツに渡ったTくん。

一方、肝臓という臓器は非常に再生能力にたけた臓器で、正常な肝臓なら、肝切除をしても残った肝臓が三〇%あれば、元の大きさに再生すると言われ

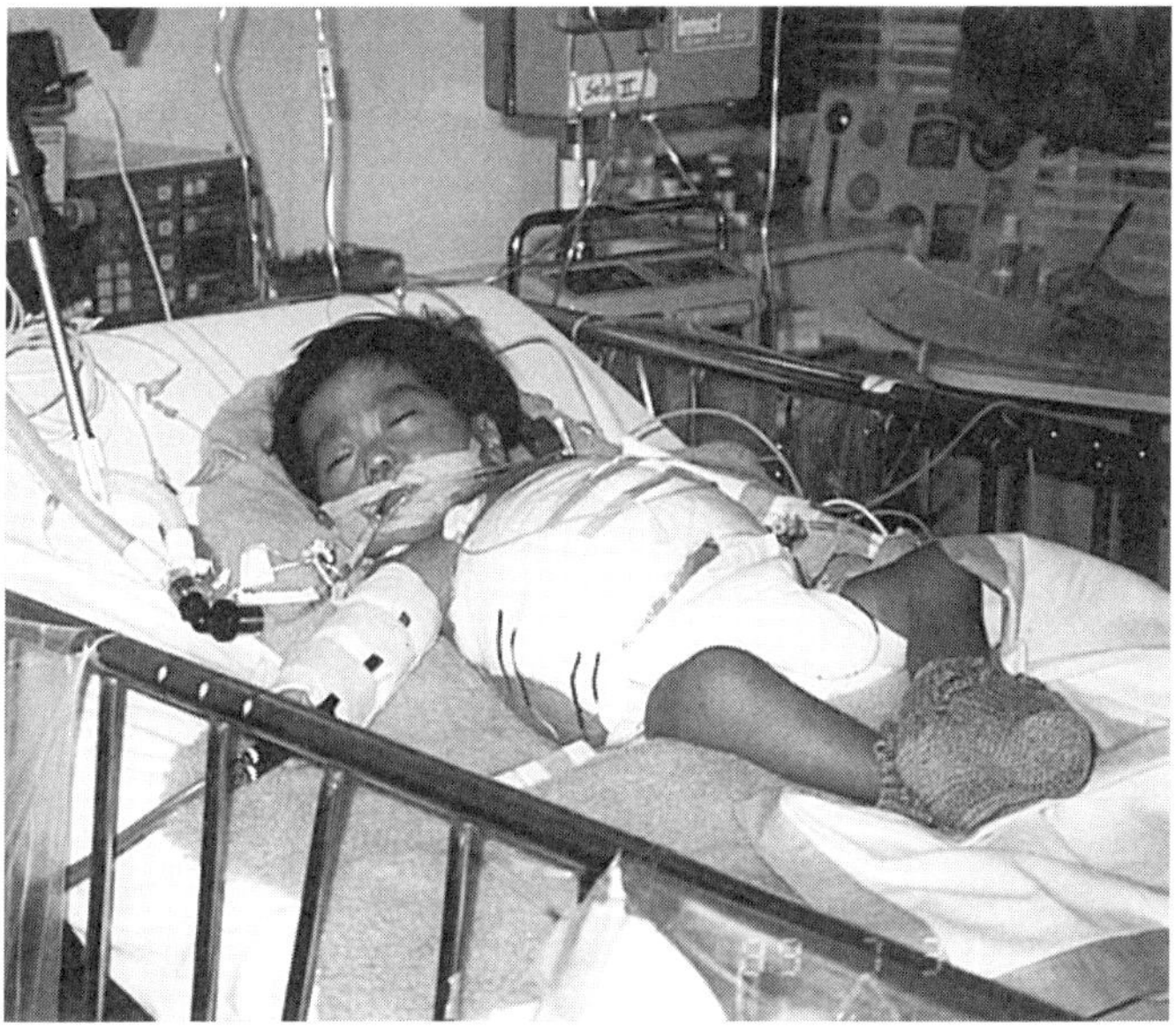

写真4● 1989年7月27日ブリスベーンにて生体肝移植術施行され、術後4日目。

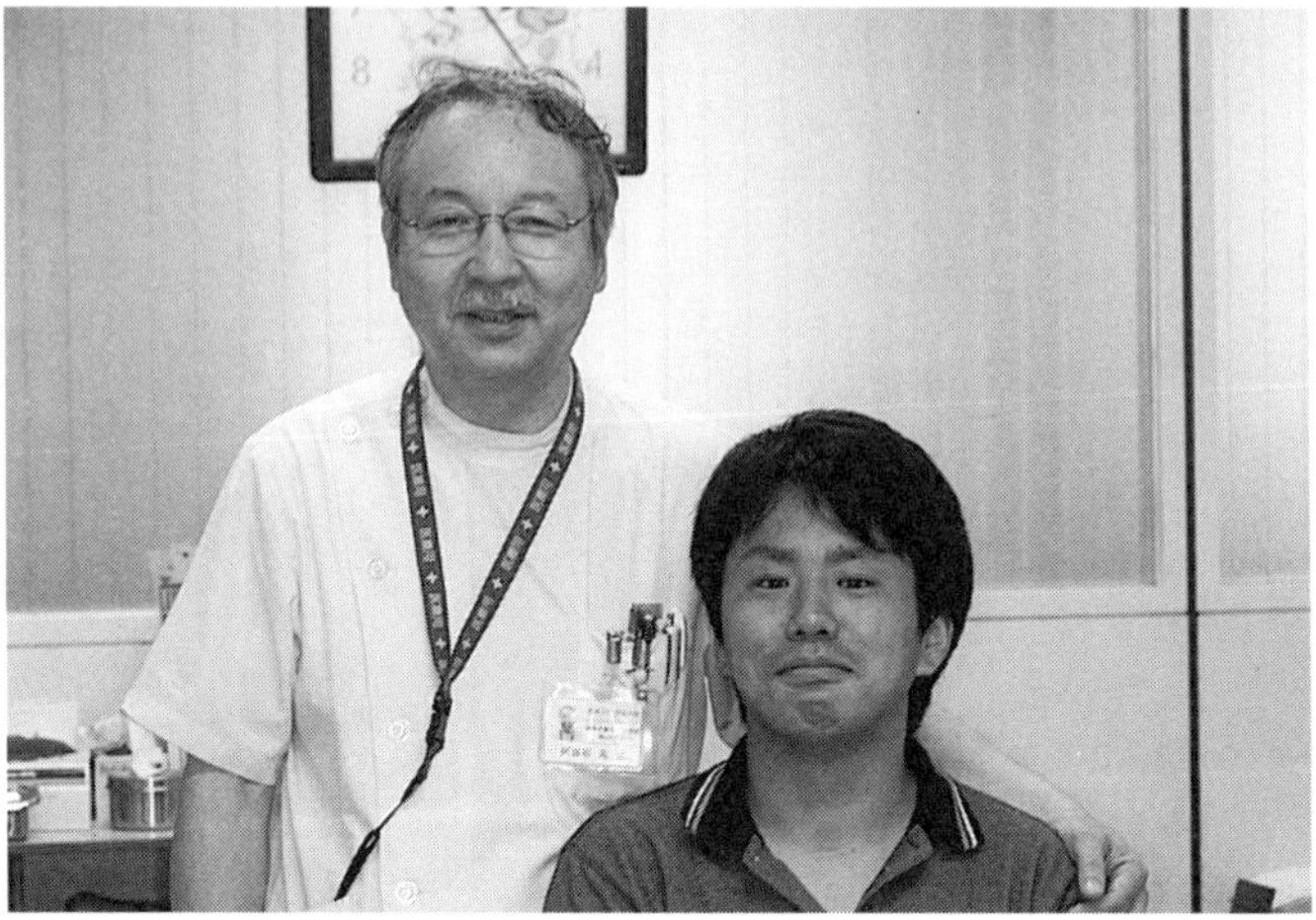

写真5● 2011年熊大病院外来にて、本文中のオーストラリアで生体肝移植を受けた青年（右）と筆者。

ています。さらに、小児に対しては、大きな肝臓はいらないので、成人の肝臓のごく一部を切除して、移植すればよいのではないかという発想から、生体肝移植という治療法が生まれたのです。

生体肝移植の世界最初の成功例は、オーストラリアのブリスベーンで施行された症例ですが、その患者は実は熊本県在住の胆道閉鎖症の一歳の男児でした。脳死肝移植を受けるべくオーストラリアに渡り待機していたのですが、なかなか脳死ドナーが現れないため、向こうの医師から生体肝移植という治療法を提案され、一九八九年七月にお母さんをドナーとした、移植手術が施行されたのです。

手術は成功し、一旦日本に帰国するのです

が、約一年後に移植肝に対する慢性拒絶反応で肝不全に陥り、再びオーストラリアで、脳死ドナーによる再移植を受けることになりました。ですから、残念ながら、今、彼のお腹の中にある肝臓はお母さんの肝臓ではありませんが、その後の経過は順調で、今は青年になり元気に働いています。私は熊本にいる間、彼の外来主治医で、その成長をずっと見守っていました。そして、日本での生体肝移植の第一例目が島根医大で施行されたのが、その年の一一月になります。

マイクロサージャリーとの出逢い

肝臓は右側が大きく、左側は小さい臓器で、それぞれ右葉、左葉と呼ばれています。肝不全に陥った胆道閉鎖症の乳幼児に対しては、相手が小さな子供ですから、大きな肝臓はいりません。そこで、健康な方の肝臓の左葉の左端、外側区域と呼ばれている小さな部分を切除して移植肝（グラフト）に使用するという方法が考えられました。ただちゃんと機能させるためには、元々の病的肝臓を摘出した後、新しく移植する肝臓の門脈、肝動脈、肝静脈という三本の血管を吻合しないといけません。

ここで、課題となったのが肝動脈の吻合でした。部分肝ですので、血管の径が二～三ミリと細く、通常のルーペ（拡大鏡）での吻合は大変難しいのでした。心臓血管外科医で血管の吻合を専門にしている方であれば、高倍率のルーペによる吻合が可能かもしれませんが、一般外科医にはそこまでは無理でした。そこで考え出されたのが、顕微鏡による吻合（マイクロサージャリー）の導入です。

マイクロサージャリーは、脳神経外科、整形外科、形成外科などでは一般的な手術手技ですが、それこそ一般外科では全く馴染みのないものでした。そこで、京都大学では、脳外科医の指導を受け、当初は大学院生が「動脈隊」というチームを作って、肝動脈吻合を担っていました。私が、京都大学に戻り、助手として、生体肝移植チームに加わった当時、移植免疫学講座の教授であった田中紘一先生は、大学院生ではなく臨床のスタッフに肝動脈吻合を担わせたいと思っていたのです。

私は大学に戻るなり、田中先生から動脈隊のチーフになるように命じられました。顕微鏡手術の経験など全くない私を、何故突然、動脈隊のチーフに指名したのか、その真意の程はわかりませんが、ラットの肝移植などを手掛けていた私が細かな手技に向いていると判断されたのかもしれません。

いずれにしろ、私にしては青天の霹靂でしたが、私が京大に戻った時点では、もう手を引いておられた脳外科医の先生方に無理を言って、再度の指導をお願いし、慣れない顕微鏡手術を学びました。その後どうにか独り立ちできるようになり、動脈隊のチーフとして中心的な役割を担うまでに至りました。

肝臓には、門脈と肝動脈の二つの血液が流れ込んでいますが、移植後一週間程度は肝動脈の血流が

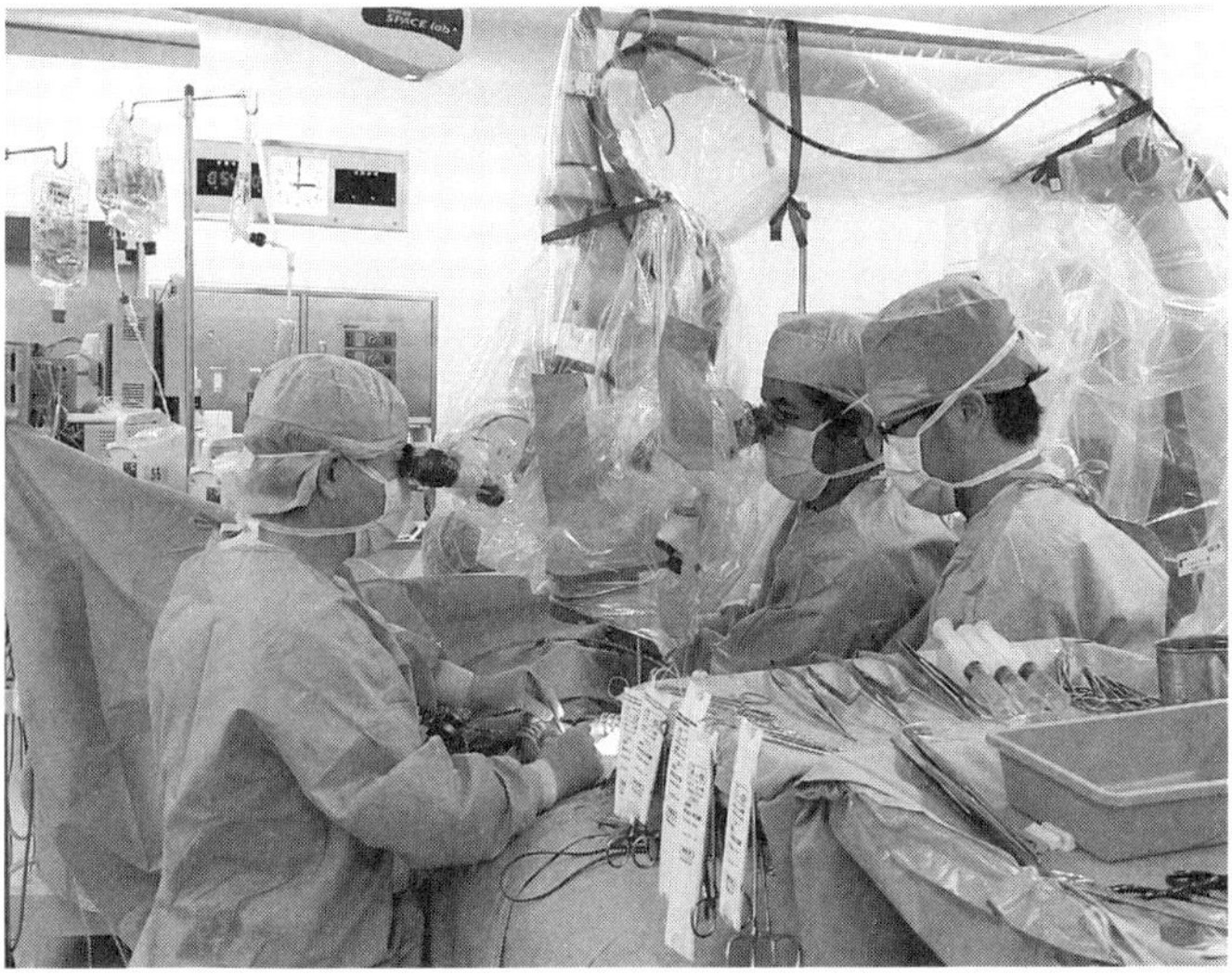

写真6●生体肝移植における顕微鏡による肝動脈吻合の一コマ

大事な時期で、この時期に肝動脈血栓症を起こし動脈血流が途絶えると、移植肝の壊死を引き起こし、患者さんが命を落とすか、移植した肝臓がダメになって緊急の再移植が必要となるのでした。海外での肝移植においては、術後早期の肝動脈血栓症という合併症が少なくない頻度で起こり、それが移植肝の喪失、患者の死亡につながっていたので、肝動脈血栓症の発症率が非常に低いマイクロサージャリーは海外からも注目されたと言ってよいでしょう。

生体肝移植〜京大チームの挑戦〜

当時の京都大学移植外科の様子については、後藤正治著の岩波新書『生体肝移植——京大チームの挑戦』（二〇〇二年）に実名入りで詳しく書かれています。京大に移植免疫学講座が誕生し、私が、倉敷から京大に戻り、チームに加わった数年の出来事が中心となっています。私のことは、私がマイクロサージャリーを担当していることに関連して、田中先生の言葉として、「阿曽沼君ね、あの男は酒も飲めば煙草も吸う。常々、手に震えがこん程度にしとけよ、といっておるんですが」と。

当時、生体肝移植の勉強をするため、日本全国の大学から多くの若手医師が京大に来ていました。彼らは半年から一年程度、京大の医員として、私たちと一緒に寝食を共にして働いていました。各大学から優秀な医師がセレクトされ、その医局の命を受けて来ている訳ですから、彼ら自身もとても熱心に学び、懸命に働いていました。逆に言えば、彼らの働きがなければ、当時の京大の肝移植医療は維持できなかったと言っても過言ではありません。

教室員は四つのチームに分かれ、各チームのリーダーを、私も含めた四人の助手（今の助教）が務め、その下に京大の医員や他大学からの国内留学生が属していました。一チームがリーダーを含め、三人から四人で構成され、半年程度でグループはシャッフルし、また異なる指導者の下で学べる機会を設けていました。当時、猪股先生は助教授（今の准教授）としてその全体を統括しており、私たちスタッフと田中先生とのつなぎ役でした。著書『生体肝移植』で、後藤氏が猪股先生について「あらゆる問いに対して的確な答えが返ってきて、こちらのアタマが大いに整理できたことを記憶している」と記されて唱えられた「困ったときの猪股頼み」という言葉は、実は田中先生に直接言えないことを猪股先生に相談するといったことからも生まれたものです。

いろいろな大学からやって来た若手医師と、初対面ながら一緒に働くということは、とても新鮮で、教える立場の私たちも学ぶことが多かったように思います。また、やって来た若手医師も同じ年代の京大や他大学の医師たちと、この上なくしんどい医療現場で一体となって働くことによって、自分の大学内だけでは経験できないことを体験して帰って行ったのだと思います。当時彼らが派遣されて来た大学は、北から秋田大学、新潟大学、福島県立医科大学、慶応義塾大学、東京女子医科大学、横浜市立大学、金沢大学、群馬大学、奈良県立医科大学、関西医科大学、兵庫医科大学、岡山大学、広島大学、山口大学、九州大学、長崎大学、熊本大学、鹿児島大学、琉球大学などであったと記憶しています。こうして名前を挙げていくと、今でもそれぞれの大学から来たドクター達の顔が目に浮かんできます。

京大の移植外科がスタートしたのが、平成八年でしたので、「平八会」という名前の、国内留学生と京大スタッフからなる組織を立ち上げ、田中先生の還暦祝いや、猪股先生の送別会などの機会に、全国からかつての仲間を呼び集めて、同窓会を開きました。大学の垣根を越えて同じ時期に一緒に働いたもの同士がそれぞれ旧交を温めたのでした。

そんな全国の留学性の寄せ集めの職場は、私がかつて留学していた、全世界から肝移植を学ぶために医師が集まっていたピッツバーグ大学の小型版と言ったところでした。そんなところは、国内では今も昔も京都大学移植外科くらいしかないのではないかと思います。

一年交代で持続して何人も派遣してくる大学もありました。いくつかの大学では、そうした人材が帰学したのち、それぞれの大学で、生体肝移植のプログラムをスタートさせたのでした。そんな各大学のプロジェクトの立ち上げの時には、田中紘一先生と私はよくセットで手術の応援に出かけていました。私は移植手術と共に、顕微鏡での肝動脈吻合が出来るので、重宝されていました。国内だけではなく、時には、中国、韓国、タイ、インドなどの海外にも出かけることもありましたが、それもマイクロサージャリーとの出逢いがあったお陰と思い、お世話になった方々に感謝しています。

生体肝移植の光と影

生体肝移植については、健康な人にメスを入れるという治療法であることから、脳死肝移植を既に試行していた欧米では、当初、根強い反対がありました。ただ、欧米でも、小児の脳死ドナーは多くないことから、小児に関しての移植に限って容認する意見も一部にあったことは確かです。一方、日本では、胆道閉鎖症への生体肝移植の成功体験から、その後、対象疾患はどんどん増加し、また対象年齢も小児から成人へ拡大していくことになります。

成人には、B型肝炎、C型肝炎から発症するウィルス性肝硬変やPBC（原発性胆汁性肝硬変）など、多種多様な適応疾患がありました。成人が対象となると、今度は当然大きな肝臓（グラフト）が必要となります。そこで、ドナー（臓器提供者）の肝切除は、当初の左の端っこ（外側区域グラフト）を切り取ることから、左半分（左葉グラフト）へ拡大し、果ては、右側の大きな部分を切り取る右葉グラフトまで登場するようになりました。

前述したように、健康な肝臓は三〇%残っていれば、再生するのですが、切除肝の増大に伴い、徐々にドナー手術の負担、危険性が高まっていったことは否めません。かくしてついに二〇〇二年、悲劇が起きてしまいます。生体ドナー(臓器提供者)において、肝切除した後の残った肝臓が予想よりも小さく、さらにそれが脂肪肝という機能の落ちた状態だったといった悪い条件がいくつか重なり、ドナーが手術後に肝不全に陥り、様々な治療の甲斐なく死亡してしまったのです。この事例は京都大学で起きたのですが、私はその時は既に京都大学を離れていたので、この不幸な状況に直接関わることはありませんでした。さらに、二〇〇五年には、群馬大学でドナーが下半身麻痺になるという事例も生じてしまいます。

これらの事例を通じて改めて思うのは、生体肝移植は他に治療法のない致死的な状態にある人を救うことが出来るという画期的な救済手段ではありますが、健康人を傷つけ、また危険に陥れる可能性のある特殊な治療法であるということです。やはり、本来ならば、脳死肝移植が普及し、生体肝移植という特殊な治療は衰退していくことが望ましいと思われます。

京都大学を辞めて再び倉敷へ

京大に勤めている間、上司の田中先生によく言われたのは、「お前は良くも悪くも欲が無さ過ぎるな」ということでした。大学病院のどの科でも共通していることでしょうが、大学に残って助手（助教）、講師、助教授（准教授）などのスタッフとして働いている人たちの多くは、たくさん論文を書いて、質の高い雑誌にその論文を載せることで、業績を積み上げ、自分のいる大学か他の大学の教授になることを目指しています。ところが、当時の私にはそんな「出世」をする気はさらさらありませんでしたから、私の「やる気のなさ」が田中先生には気に入らないところでもあったのかもしれません。また、時間が経つうちに、いろんな場面で徐々に田中先生との間で意見の食い違うことが多くみられるようになって来ました。

ある時、肝臓病の中年女性を私のグループで受け持つことになりました。その方は既に重篤な肝不全に陥っており、ICU（集中治療室）での管理が必要な程の方でした。感染症なども併発しており、私たちのグループでは、この方に肝移植は無理だろうと考えていました。というのは、肝移植の後には免疫抑制剤を使用するので、感染症が一気に悪くなり致命的になることがよくあるものですから。田中先生もそのことはわかっていたと思います。しかし、その方のご主人の「妻を何とか助けられませんか」という悲痛な言葉に心を動かされたのでしょう。突然、旦那さんをドナーとした生体肝移植を施行しようと決断されたのです。無理をしてでも、患者さんを何とかして助けてあげたいという、田中先生の持ち前の使命感からでもあったと思います。ただ、私は移植には反対でした。その旨を田中先生に伝えたところ、私を除いたグループリーダーや病棟医長などが教授室に集められ、その方の移植の是非についてのミーティングが、私抜きで開かれたのです。

その会議のあと、田中先生から私に、「皆の意見を聞いたところ、全員が移植に賛成しているので手術をしようと思う。ついてはお前たちが移植に反対ならば、主治医グループを変更するがどうだ」という電話がありました。その時、私は自分のグループの部下二人とも相談した上で、こう返答したのです。「その患者さんの状態を一番よく知っているのは私たちですから、移植手術を施行されるならこのまま私たちが受け持ちます」。

その時点で、私たちはこの移植の成功率は一〇%程度だろうと考えていました。通常の医療なら一〇%に賭けた手術・治療を行うことはありうるでしょうが、その程度の確率で、ドナーという健康人にメスを入れることは許されないのではないかというのが私たちの考えでした。ご主人がいくらドナーになると主張してもそれは医療者として受けてはならないことではないかと私は思っていました。もちろん、移植をしなければ、早晩患者さんは亡くなってしまうので、移植が唯一の救命手段であることは確かです。

当時教室では、毎日夕方に入院中の全移植患者さんについて、免疫抑制剤の投与量を決める「ＦＫミーティング」というものがありました。ちなみにＦＫというのは当時使っていたタクロリムスという免疫抑制剤の開発名に基づく通称です。そのミーティングには若手の医員たちも含めて全員出席するのですが、今回の移植の決定については若い医員の中にも疑問を感じている者がいました。

そこで私はその日のミーティングの時に、教授室での会議に参加した各グループリーダーや指導医に、「この移植が成功する確率はどれくらいと考えていますか」と聞いてみました。するとその答えは一〇％から七〇％まで様々でした。高い確率をはじき出した人たちはその人の今の病状をちゃんと把握できていない人たちだったと思います。その患者さんの状態を一番わかっているのは私たちのグループで、その次にわかっていたのは田中先生だったのです。

逆に、一〇％と答えた人が言うのは、「チャレンジングなことでもやるのが、先端医療を遂行している京都大学病院の使命だ」という、私からすれば、無茶苦茶な論理でした。そんなことで、健康な人にメスを入れてはいけないと思ったのです。そして、それほど大きな幅のある予測の中で、教授の問いかけに全員イエスと答えたというのはどういうことなんだと私はやるせない気持ちでいっぱいになりました。

しかし既に決まったことは仕方ないので、とにかくここは何とか頑張るしかないと思い、私のグループメンバー三人一丸となって、決意の上、移植手術に臨みました。私たちの懸命の治療が実ったのか、患者さんは移植手術後一ヶ月をＩＣＵで何とか乗り切りました。手術後一ヶ月以内の死亡を、術死と呼ぶので、その患者さんは、術死を免れたことになったのです。

その時、私が部下の一人に、「俺はこの移植は一〇人に一人しか助からないと予測したけど、その予測は間違っていたのかな？」と聞いたところ、彼は「いや、先生、この方はその一〇人のうちの一人だったんですよ」と答えてくれました。ただ、残念ながらその患者さんは結局ＩＣＵを出ることもかなわず、程なく亡くなられました。

そんなことがあって、田中先生の決断もさることながら、周りに意見する人間が徐々にいなくなって来ているということに虚しさを感じていました。加えて、あまりにも多忙すぎる教室運営のために疲弊している教室員を目のあたりにして、少しずつ田中先生の考えと私との間に溝が生まれて来ました。もうこれ以上一緒にいると、田中先生との関係が抜き差しならないところまでいくかもしれないという悪い予感がしたので、一旦大学病院から去ることにしました。約三年半勤めた京都大学移植外科を辞めて、再び倉敷中央病院に戻ったのは、二〇〇〇年の九月のことでした。

倉敷から熊本へ～再び肝移植の道へ～

倉敷中央病院では、以前と同じく、小児外科と成人外科を担当していたのですが、前と違ったのは、近くの岡山大学で施行されていた、生体肝移植の動脈吻合の応援に行ったことでした。岡山大学の肝移植チームには、以前に京都大学に国内留学で来て寝食共にして一緒に働いた気心の知れた医師が三人いました。マイクロサージャリーを担当しながら、岡山大学のスタッフにマイクロの手技の指導をするのが私の役割でした。ということで、肝臓移植との関りが完全に途絶えた訳ではありませんでした。

倉敷に移ってしばらくしてから、その年に熊本大学の小児外科・移植外科の教授に就任していた猪股先生から、いよいよ熊大で、猪股先生を中心としたチームとしては初の生体肝移植をする予定が決まったとの連絡が入りました。熊本大学では、それまで第一外科と第二外科が別々に生体肝移植を施行しており、これではいけないということで、猪股先生が小児外科の教授として招聘され、熊大で一つのチームとして肝移植プログラムを立ち上げることになったのです。

当然肝動脈吻合も必要なのですが、当初のプランでは熊大の脳神経外科医に依頼するとのことでした。熊大では、それまでの第一外科と第二外科（その後小児外科が分離独立）との確執があり、大学のスタッフでもない私は簡単に手術には加われない状況でした。それでも猪股先生のサポートをすると決めていた私は、最初の三例、熊本に出かけ、オブザーバーとして、手術の傍らで脳外科の先生方に肝動脈吻合のアドバイスをしていました。

三例目の移植症例の手伝いの後、倉敷の自宅に帰って寝床に入った時に、今日の移植手術は自分と猪股先生が主としてやったら、五時間は短縮できたはずだという思いを強くしたのです。その時の手術は確か一五時間以上かかっていたのではないでしょうか。

当時は、第一外科がドナーの手術、第二外科がバックテーブルと言って、摘出したグラフト肝の管理、小児外科の猪股先生がレシピエントの手術を担当することになっていました。肝動脈吻合は私が手術にタッチできないので、慣れない脳外科の先生が私のアドバイスの下に施行しておられました。吻合する肝動脈は、脳外科で扱う血管と比べると随分太いのですが、生体肝移植においては、術野が深くてなおかつ呼吸と共に動くという通常のマイクロサージャリーでは経験しない特殊な環境のため、脳外科のドクターは毎回とても苦労されていました。

私がその時寝床で考えたのは、以下のような手順でした。猪股先生がドナーの手術を執刀し、私がレシピエントの手術を執刀する。私は病的肝臓の摘出を行い、猪股先生はドナーの肝切除を施行しグラフトとしての部分肝を摘出する。ドナーの肝切除が完了したら、猪股先生はグラフト肝と共にレシピエントの手術室に移動する。私と術者を交代し、病的肝が摘出されたレシピエントにグラフト肝を入れて、肝静脈と門脈を吻合する。血管吻合後肝臓の血流を再開したら、私と交代して、今度は私が顕微鏡で肝動脈を吻合する、それが終わったら、また交代して、猪股先生が胆管の吻合をして、手術を終えるという段取りです。実は、この流れはその後、私が熊大を辞めるまでの十数年間、三〇〇例を超える症例で、ほぼ踏襲された手術手順となりました。

一晩考えて、私は熊本に行くことを決めました。翌朝早速妻に了解を得て、猪股先生に連絡をし、今後は私が熊本に赴任することを前提に手術に参加させて欲しいと願い出ました。猪股先生はもちろん喜んで下さり、その次の症例から手術の応援に行った時は、以前のようなオブザーバーではなく、術者として手術に参加できることになったのです。顕微鏡による肝動脈吻合も私が直接担当し、手術時間は随分短縮されることになりました。ただ、大学教員のポジションの関係で、熊本大学小児外科・移植外科の助教授として正式に赴任するまでにはそれから一年数ヶ月を要し、その間は、移植手術のたびに倉敷から熊本へ出張するという生活を続けざるを得ませんでした。

いよいよ熊本に移るという時の倉敷中央病院の送別会で、私は以下のように挨拶しました。「自分に来て欲しいというところがあって、そこで自分のするべきことがあって、なおかつそれは自分にしかできないことであるという状況は人生そんなにないと思います。頑張って来ます」と。

肝移植における忘れ得ない死

二〇〇二年の一月、熊本大学小児外科・移植外科の助教授として、熊本に単身で赴任しました。その頃には、生体肝移植のプログラムは、第一外科、第二外科の助けを借りずに、小児外科・移植外科としてほぼ単独で完遂出来る体制になっていました。二〇〇四年あたりからは、年間三五例前後の安定した症例数をこなしていました。肝移植の対象疾患は様々で、年齢も生後一三日の新生児から六〇歳代後半の高齢者まで幅広い範囲に及びます。

それまで救えなかった生命が、生体ドナーという犠牲は払わなければならないものの、助けられるということは大変貴重なことでした。前述した胆道閉鎖症はその典型的な病気ですが、さらに、劇症肝不全という重篤な病気も肝臓移植のよい適応疾患でした。肝不全の原因は不明なことが多いのですが、肝機能障害の急激な進行で、肝性昏睡に陥り意識が無くなってしまいます。そんな方が、移植術後に意識を回復するという過程は、感動的です。劇症肝不全は年齢に関係なく起こりますから、特に若い方が死の淵から戻ってくるということは、何事にも代えがたい喜びでした。

ただ、劇症肝不全の場合は、患者さんはそれまで普通に健康に生活していた方が、突然黄疸などの肝不全症状を発症し、数日の経過で昏睡に陥り、致命的になるものですから、一方の臓器提供の候補

（ドナー候補）の方は、短期間でドナーになる決断をしなければならず、そのストレスは並大抵のことではありません。とても大きな葛藤や精神的な負担を生じてしまいます。ドナーになることを断れば、後に家族・親戚間にしこりが残ってしまうこともあるものですから。

ある劇症肝不全のケースですが、患者さんは中年の女性で、子供さんもいたと思います。既に肝性昏睡に陥っており、意識はありませんでした。もう時間がないとなった時、親、兄弟といった近しい家族に適当なドナー候補者がおらず、臓器提供者として少し遠い親戚の方が候補に挙がったことがありました。その親戚の方は中国地方に住んでおられ、肝不全の患者さんの家族の要請で、熊本まで遠路はるばるご夫婦でいらっしゃいました。

手術の説明を聞いて、夫がドナーになることを一旦は承諾されたのですが、不安がどうしてもぬぐい切れず、移植当日の朝になって、前の晩、お二人とも一睡もできなかったと訴えられました。その様子をうかがった私たちは、これでは手術は無理だと判断しました。移植直前に、あえて、その方はドナーとしては医学的に適切でないという理由をあげて、移植は断念せざるを得ないことを家族に伝えました。一方、移植ができなければ、その肝性昏睡の患者さんを救うことはあきらめなければなりません。

また、移植手術が施行できても、特に術前の状態が悪い場合は、術後の合併症や感染症で治療の甲斐なく亡くなった方も多々おられます。移植手術は成功し、しばらくは元気に快復していても、その後難治性の拒絶反応を生じたり、さらには、移植された肝臓に元々の病気が再発したりして、再び肝不全に陥り、再度移植をしなければならない事態になることも少なからずありました。再移植となれば、新たなドナーを生むという負担を生じる上に、レシピエントの手術の危険性は前回の移植よりは高くなり、そのために命を落とす方もいました。つまり、この治療法で、すべての方が助かる訳ではなく、若くして無念の死を遂げた方もたくさん目にして来ました。

K君という中学生の男の子がいました。原疾患は胆道閉鎖症でした。赤ちゃんの時に葛西手術を受け、一旦は黄疸が消失し元気に幼少期は過ごしたのですが、小学校の高学年頃から胆管炎を繰り返すようになり、徐々に肝不全が進行して来ました。その結果、中学三年生の時に、母親をドナーとした生体肝移植を受けることになりました。手術の詳細は記憶していませんが、手術時間が一九時間二三分と記録されているので、腹腔内の癒着等により、大変困難な手術であったことは間違いありません。

術後五日目だったでしょうか、私が吻合した肝動脈が突然破裂し、腹腔内出血を来しました。緊急で再開腹し、私が再吻合をしたのですが、数日後に再破裂し、再々吻合を余儀なくされました。しかし、その後は、肝動脈血流が不良となったためか、移植した肝臓の機能が回復せず危険な状態に陥りました。そのため、最初の移植から一ヶ月後に今度は父親をドナーとした再移植を施行したのですが、その時点で、既に全身状態が極めて悪化しており、再移植後わずか一〇日程で亡くなりました。後の病理組織所見で、元々のレシピエントの肝動脈は、移植前の度重なる胆管炎の影響で、真菌感染症に侵されていたことが判明しました。彼が移植後の壮絶な闘病の最中に、ベッドの上でガールフレンドとおぼしき友人に、携帯電話でメールを送っていたことが今でも思い出されます。

Aさんという少女との出逢いは、彼女がまだ高校生の頃でした。彼女の病気は、原発性硬化性胆管炎という難病の一つでした。中学生の頃に発症し、その診断を受けたのですが、その後肝機能が徐々に悪化し、黄疸が出現するまでに至り、一七歳の時に母親をドナーとした生体肝移植を施行しました。その術後の経過は良好で、体調を崩していた移植前と比較すると見違えるほど元気になったのですが、この原発性硬化性胆管炎にはとても厄介な特徴がありました。それは近親者からの肝臓移植を受けると、移植肝に同様な病気が高率に再発するというものでした。

最初の移植後元気になったAさんは高校を卒業して大学に進学しました。高校生から大学生へとその成長過程を、私は外来主治医としてずっとそばで見守っていました。とても気立てのよい優しい子で、女性として日増しに大人びて可愛らしく成長していく過程は、私の眼にはまぶしいほどでした。ところが、その幸せな人生に悲劇が襲い掛かりました。移植された肝臓に、元の病気の原発性硬化性胆管炎が再発したのです。

一旦再発した病魔は容赦ありませんでした。あれよあれよという間に肝不全は進行し、生命の危機にまで至りました。本来なら近親者ではない脳死肝移植が望ましいのですが、脳死ドナーがすぐ出現する訳もなく、猶予がないので、叔母にドナーになってもらって再移植する道を選ばざるをえませんでした。しかし、再移植後の経過は思わしくなく、結局二三歳の若さでこの世を去ってしまいました。

私は医者になってから、多くの死に接し、その家族の方の涙にもらい泣き、涙ぐむことはありましたが、この時ばかりは特別でした、彼女が亡くなった夜、私は行きつけの小さな居酒屋のカウンターの隅に座り、ひとり号泣してしまいました。長い医者人生の中で、患者さんの死に接してそんなに泣いたのは、後にも先にもこの時だけです。

再移植後、病状は悪化するばかりで、我々医療スタッフが全力で治療をしても容態は一向に好転せず、本人に体力的な負担ばかりがかかる中、最後は「もういいよ。もう許して」ってつぶやいていたような気がしてなりませんでした。その時の私の涙は、懸命に生きようとしていた、Aさんを助けられないばかりか、却ってつらい目に合わせていただけではないかという思いの「ごめんね」という後悔の涙でもありました。

そして、この二例とも、再移植という選択をしたために、二人目の生体ドナーを生むという、健康な人にある意味「無駄な」犠牲を強いたことも忘れてはなりません。生体肝移植には、このような過酷な面もあるのです。

熊本大学での苦悩

前述したように、熊本大学小児外科・移植外科教室は、二〇〇四年頃よりは、年間三五例前後という安定した肝移植症例数を維持できる教室に成長し、私と猪股先生のコンビはそれなりに質の高い手術や医療を提供できていたと思っています。ところが、なかなか平穏な日々は続かないものです。

二〇〇九年頃からでしょうか、医局運営に関して猪股先生の目が細部に行き届かなくなり、医局構成員の人事について猪股先生と考えがあわないことが出てくるようになりました。猪股先生が熊本大学医学部附属病院の病院長に就任し多忙を極めたことも一因でした。意見の相違が明らかになるということが積み重なっていく中で、次第にお互いの意思疎通が取れなくなるため、もう腹をわった話もできなくなるという悪循環に陥ってしまったのです。

肝臓移植手術というのは、ドナーもレシピエントも時に命をかけた手術となります。レシピエントの手術中に、出血や癒着で、にっちもさっちもいかなくなり、猪股先生に来てもらって、助けてもらったことも何度かありました。そんな手術の反省や、術後経過の思わしくない患者さんのことなど、ゆっくり相談したいことがあっても、この頃からそれができなくなって行ったのです。それは私にとって大きなストレスでしたが、おそらく猪股先生も同様であっただろうと思います。そんな状況に私はもう精神的に耐えられなくなってしまい、もう自分が辞めるしかないのかと考えるまでに至っていました。

そんなぎくしゃくした関係が続いていた中、決定的な「事件」が起こりました。ある生体肝移植のドナー手術においてのことです。いつものように私はレシピエントの手術を担当していたのですが、腹壁と腹腔内臓器との癒着が非常に強固で、手術の初期段階で私は立ち往生してしまいました。これは自分の力では無理だと思い、猪股先生と術者を交代することにしました。これは非常にまれなことで、それまで、ドナー手術の術者をしたことはありませんでした。私はドナーのオペ室に移ったのですが、ドナー手術の経験がないので、術者は部下の主治医に任せ、第一助手として手伝っていました。しばらくして、私の不注意もあったのですが、術者が誤って下大静脈という大きな血管を損傷してしまい、大出血を来してしまったのです。

出血部位を手で押さえて、とりあえずの止血は出来たものの、その後全く動けなくなってしまいました。操作しようとして手を緩めれば、血圧も下がってしまうほどの大出血を来す上に、大量出血のため術野は見えず、確実な止血が困難な状況でした。あわてて、隣の部屋から猪股先生を呼んで一緒に対応することにしました。

そのドナーは若い青年でした。臓器を提供する方ですから、もちろん病気の全くない健康な方です。私と部下の術者はその時点でこのドナーの術中死を予感し、「健康な青年の死となれば、明日は記者会見やな、これで、自分の医者人生も終わりか」と内心覚悟したものです。幸い、猪股先生の的確な判断と教室員の結束、麻酔科の協力のもと、この難局を何とか乗り越えることができ、難関だったレシピエントの手術も上手くいって、最終的には二人とも元気になって退院されました。

しかしながら、後日、この症例について猪股先生と一緒にゆっくり振り返ることも反省することももうできない状況でした。この時点で、私のストレスはピークに達していました。「そろそろ潮時かもしれない、もう自分には移植手術は続けられないな」と真剣に考え、はっきりと肝臓移植の領域から身を引く覚悟を決めたのでした。

column

コラム01 師と仰ぐ3人の医師

私には生涯、こんな医者になりたいと尊敬する医師が三人います。それは、これまでの記述の中に実名で登場した三人です。一人は医者になって最初に赴任した高山日赤病院の井上章部長です。大変厳しい方であったと同時に、スタッフの誰よりも私を一番可愛がってくれました。手術の技術としては華麗な手さばきという風ではありませんが、堅実な手術をされる方でした。後で述べますが、「上手い」手術と「安全な」手術は違います。井上先生は、安全な手術をされる方で、それが結果的には、患者さんのためになっているということを教えていただきました。と同時に、患者さんに寄り添う気持ちも強く持っておられました、加えて何より、非常に頭の切れる人で、この方の頭脳に憧れました。この原稿について相談した際も、前に紹介した私の大学院の入試で役立った*Molecular Biology of the Cell*の話題になり、「あそちゃん、あれな、俺、原書で読んだで」と言われ、びっくりしました。

二人目は、医者になった時からの恩師の田中紘一先生です。田中先生の手術のテクニックには、その門下生は皆憧れていました。彼の手術手技に救われた患者さんは多数いると思います。ただ、高度なテクニックと安全な手術は必ずしも一致しないことがあります。

ある国立大学で、最初の生体肝移植を施行するということで田中紘一先生と私がセットで出かけたことがありました。私が、他大学の移植手術の応援に出かけるのはこの時が初めてでした。ドナーの手術において、田中先生は誤って、本来は切ってはならない右の肝動脈を切ってしまいました。手術中に田中先生の「右の肝動脈が切れました」という言葉に手術室にいた皆が凍り付いたのですが、その大学の外科の教授もたいした方で、「そうですか」と静かに答えただけでした。

その後、田中先生は、「おう、阿曽さん、顕微鏡で縫合しておいてくれ」と何事もなかったように私に言いました。私は、他大学の生体肝移植手術の「レシピエント」で顕微鏡を用いた肝動脈吻合するのは、実はこの時が初めてだったのですが、学外の第一例目がまさか、「ドナー」の肝動脈になろうとは思いも寄りませんでした。幸い、右肝動脈は無事吻合でき、ドナー手術は事なきを得ました。

それ以上に大変だったのは、レシピエントの手術でした。小児の胆道閉鎖症の症例だったのですが、レシピエントの肝臓を摘出する際に、術者が誤って、肝静脈と間違えて、下大静脈という太い血管を切断してしまったのです。その術者もアメリカで肝移植の修行をしてきた程の経験のある方だったのですが、胆道閉鎖症の術後で腹腔内の癒着がひどくて見誤ったのだと思います。いざ田中先生がグラフト肝を腹腔内に入れようとしたときに、下大静脈が上下に分断されていることに気づきました。

下大静脈の上下の断端は離れていて、それをもとのようにつなぎ合わせることは困難で、ここでも私を含めた手術場にいた全員が凍り付きました。ただ、そこで田中先生の考えたアイデアは凄いものでした。下大静脈の背中の後ろ側、半周位だけを何とか縫い合わせ、前側にグラフト肝の肝静脈をパッチのようにあてて吻合するというウルトラCともいうべき方法で、この危機を乗り切ったのです。手術のテクニックもさることながら、こういった時にあきらめず、何かの解決法を考えるという田中先生の能力には卓越したものがありました。ただ、そんな方でも、切ってはならない血管を切ってしまうことはあるのです。

よく、医学生から、「自分は不器用なのですが、外科医になれますか?」と聞かれることがあります。答えは基本的にはイエスです。どんな「不器用な」人でも、努力次第で、一流の外科医になれると思います。実際このあと紹介する猪股先生は、ご自身も認められているように、元々はお世辞にも手先が器用とは言えない方でした。それでも、田中紘一先生の手術を必死でずっと見て、その手技をまねて、最終的に一流と言えるまでの技術を身につけられたのです。大事なことは、一流の手術をしっかり見て、その手技を踏襲することです。そこからまた自分なりの手技が生まれると思います。残念ながら、私はとても一流にはなれませんでしたが。ただ、努力だけでは、田中紘一先生のような超一流にはなれないだろうと思います。超一流になるためには、努力と共に何らかの天賦の才が必要な気がします。

三人目は先輩の猪股裕紀洋先生です。前述したように、「仏の猪股」と呼ばれる、彼の優しい心根は心から尊敬できるし、憧れのものでした。ですから、その後ろをずっと追いかけていくことに嬉しさを覚えたことはあっても、疑問に思ったことはありませんでした。

熊本から関西に帰って来て、京都大学の以前の外科教室の先輩と久しぶりに飲む機会がありました。その時に言われたのが、「あの時、阿曽沼が熊本大学に行くと聞いてみんな驚いたんだよ」という言葉でした。私はその意味が分からず、「どうしてですか?」と聞いたところ、「だって、猪股のあと追っかけて行ってもお前はそこの教授にはなれんだろう」と言われました。確かに四年先輩のあとを追っかけても、年齢が近いですからその先輩が定年退職した後の後釜にはなれません。私は、そんな風に思っていた人がいたことをその時初めて知りました。熊本行きを決めた時は、とにかく、猪股先生

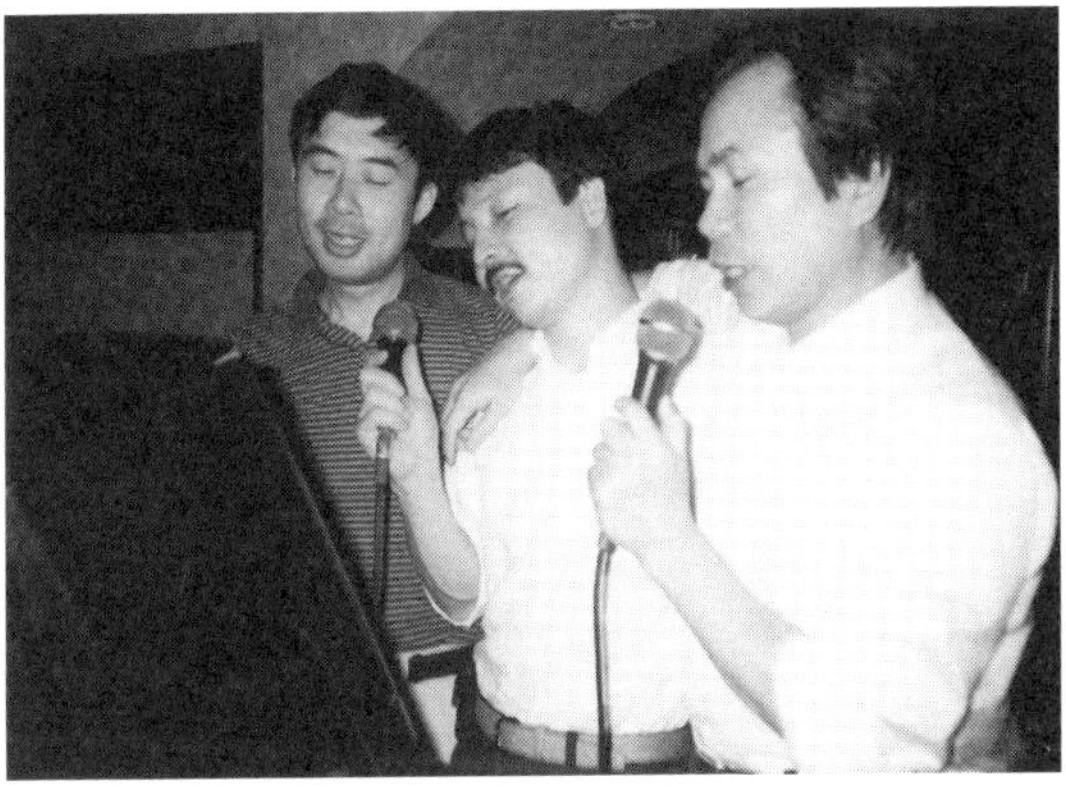

写真７●左が猪股裕紀洋、中央が筆者、右が田中紘一。1987 年頃の写真。

と一緒に働きたいという気持ちがあっただけで、その後釜になる気持ちはこれっぽっちもなく、猪股先生が定年で熊大教授を辞めたら、私も同時に辞めるつもりだったのです。

生涯、こんな医者になりたいと一つの目標にしていたのは、私にとってこの三人だけで、それぞれの尊敬の念は今も変わりません。ただ、それぞれの方とずっと良い関係が維持できたわけではありません。それが、また人生の機微なのではないでしょうか。

第3章

高齢者医療・ケアへの道

アルバイト先の病院での体験

こうして、数年にわたる苦悩の時を経て、熊本大学病院を辞める意思は固まったものの、一方で、「じゃあこの先どうするか」と悩んでもいました。移植外科は辞めるものの、小児外科もしくは一般外科に戻り、外科医としての道をまた歩むのか、それとも全く違った道へ進むのかということでした。そんな中、二〇一三年の夏から秋にかけて、その後の私の人生を大きく変えた方々との運命的な出逢いがありました。

大学を辞めた後の進路を考えていた時、以前からずっと頭の片隅にあった、高齢者の医療に対しての率直な疑問が浮かんできました。それは、大学病院に勤めながら、救急外来の当直のアルバイトに出かけていた民間病院でのある体験に端を発したものでした。

その病院は救急患者を受け入れる急性期医療と慢性期の患者も扱う医療の両方を行っていた病院だったのですが、ある時、慢性期病棟のナースから、ひとりの患者さんが心肺停止になったので診て欲しいと呼ばれたことがありました。要は、死亡を確認して、死亡診断書を書いてもらいたいという依頼です。通常は内科系の救急当直をしている医師に連絡が行くのですが、その時は内科系の医師が救急対応で手が離せないということで、私に連絡が来たようです。

電話で伝えられた病棟に出かけ、病室を覗くと、そこは多床室だったのですが、横になっている患者さんを見回した時に、実はどの人が心肺停止になった方なのか全くわからなかったのです。つまり、微動もしない人たちが、何らかのチューブにつながれ、一様に手足を折り曲げて、口を半開きのまま横たわっていました。後日、ある看護大学の先生が、同じような光景を目にした経験について、「空気が死んでいると感じた」と表現されていました。

これは本当の医療なのだろうか、ちょっとおかしいのではないかと率直に感じました。そのことをその病棟の看護師さんに話して、「家族の人たちも患者さんがあんな姿で長生きして欲しいと本当に思っているんだろうかね」と尋ねました。すると、その看護師さんは、声を潜めて、「先生、あのね、一部の家族の方たちはあの患者さんたちの年金をあてにしているんですよ。だから一日でも長く生かして欲しい、出来る限りのことをしてくださいって言われるんです」とそっと教えてくれたのです。

ああ、そういうことかと納得した反面、これはいかん、こんな医療ではいかん、このままでは年金も医療費もマンパワーも適正に使われていないのではないか。ましてや、医療従事者のモチベーションも失われているのではないかと思った次第です。

しかし、その病院でのアルバイトを続ける中、時々慢性期病棟に出入りするようになってわかったことですが、前回私がのぞいたような病室は決して特殊な部屋ではなかったのです。慢性期病棟の多くの部屋に同じような、いわゆる「寝たきり」の患者さんが多数横たわっていることに気づきました。

ナースステーションの横の準備室では、時間になると、経腸栄養の栄養剤の入った袋がずらりと点滴台の上に並べて吊り下げられ、用意されます。一日二〜三回、定時に胃瘻や経鼻胃管の管に、その袋がつながれ、栄養剤が強制的に注入されるのです。清拭などの入浴介助やおむつ交換などの排泄介助は施行されているのでしょうが、これが本当に適正な医療なのだろうかと大きな疑問を抱かざるを得ませんでした。ほぼ人生の最終段階に至っている患者さんたちは、果たしてこの最期の時を、人間らしい尊厳のある生き方で過ごし、満足できる逝き方をしているのだろうかと。

これまで、急性期医療の中に身を置いて、患者さんを救うこと、一日でも長く生かせることを目指すのが医師の使命だと信じていた自分でしたが、そんな患者さんを見た時に、望ましい医療のあり方について、これでいいのかと自問自答せずにはいられませんでした。高齢者のそれぞれの人格を尊重した、医療・介護の在り方を考えなければいけないのではないかと気づかされると同時に、今後、高齢者がどんどん増えていく世の中で、これは解決しなければならない喫緊の課題ではないかという思いが、その頃からずっと頭の片隅にあったのです。

「平穏死」・石飛幸三先生との出逢い

そんな思いを抱えながら、熊大病院を辞めた後の進路を考えているときに出逢ったのが、石飛幸三先生の『「平穏死」という選択』（幻冬舎ルネッサンス新書、二〇一二年）という本でした。終末期になって食事が摂れなくなっても、胃瘻をつけない選択もあるというのは既に医療界でも言われており、世の中は少しずつ変わって来ているとは感じていましたが、どういう風に死ぬことが自然なのかということをうまく理解させてくれたのが、石飛先生の本でした。

人間は、最後は食べられなくなって死ぬ、「餓死」だと。しかしそれは自然なこと、すなわち老衰によるもので、そこには苦しみはないと述べられていました。石飛先生は私のちょうど二〇歳年上で、元々慶応大学出身の心臓血管外科医でした。

その本に出逢って間もなく、偶然にも石飛先生が熊本に講演に来られるという情報が入りました。その情報を聞いたのも全く偶然で、看護師さんたちを中心とした会での講演でしたが、参加の許可をいただき、聞きに行きました。そして、講演のあと、石飛先生と少しお話しをさせていただきました。そして、その一ヶ月後位にまた石飛先生が熊本に講演に来られ、再度お話ができる機会がありました。

このあたりから、私の中で、今後の進路についておぼろげながらロードマップが出来てきました。

熊大病院退職後もしばらくは細々と外科医を続けるけれども、一時期終末期医療の勉強をし、出来るだけ以前から抱いていた疑問を医師の立場から解決していきたいと思うようになったのです。

渋谷施設長・西村先生との出逢い

熊本大学退職後の道筋がある程度決まったところで、石飛先生に、先生が勤務しておられる世田谷区立特別養護老人ホーム、芦花ホームに一ヶ月位置いてもらえないかと相談しました。すると、芦花ホームは区立ということもあり、自分は施設長でもないので、見学ならいつでもできるが、勤務するのは難しい。そういうことなら、兵庫県の加古川市に自分が尊敬する渋谷さんという、ある施設の施設長さんがおられるので、その方に相談してみたらどうかという助言をいただきました。

早速、紹介されたせいりょう園の渋谷施設長に連絡を取ったところ、石飛先生と同じような考えで終末期医療をされている、園の嘱託医の西村先生という方を紹介しましょうと言われ、一度加古川市に見学に行くことになりました。

二〇一三年一一月一七日、加古川市を訪れ、渋谷哲施設長、西村正二先生とお会いして、渋谷氏が施設長を務める老人介護施設のせいりょう園や西村先生が経営するグループホーム「にしむら」などを案内していただきました。西村先生がクリニックの医師として、終末期医療、在宅医療、さらには緩和医療をされていることもわかりました。たった一人で、年間一三〇症例余りの在宅・施設の看取りをされている方でした。

西村先生は、私が二～三ヶ月西村医院に籍を置いて勤務できないかとお願いしたところ、快諾され、給料もいただけることになりました。さらに、住まいはせいりょう園の自愛の家さくらというサービス付き高齢者住宅の一室を無償で提供していただけるということで、私としては願ったり叶ったりの環境で「高齢者の医療・ケアの研修」ができることとなりました。

コラム02 column

息子からのエール

二〇一四年二月に熊本大学を辞め加古川に移る前、東京の特別養護老人ホーム、「芦花ホーム」の見学に行った際に、当時東京で浪人中の次男と食事をしました。その時のことを次男がフェイスブックに記事として載せていると後に長男が教えてくれました。実はそのことを私は全く知らなかったのですが、その記事を読んで、これは大きな転身を図ろうとしている私に対しての暖かいエールだなと受け止めました。

ここに、それを紹介したいと思います。

■父が四〇歳の時から一八年に渡り、その黎明期から携わってきた生体肝移植を引退しました。生体肝移植は父の人生だけでなく、ぼくたち家族の人生をも変えたものでした。そのことで、母も随分苦労したと思います（原因はぼくらにあるのですが。笑）

しかしながら、一見バラバラだったぼくらは、いまでもゆるやかに〝家族〟のつながりを保っています。その大きな理由のひとつは、父親としての「父」を信頼していたからというよりは、彼が家族よりも優先して取り組んだ仕事の意義を、家族皆が心の何処かで固く信じていたからなのだろうと思います。

■父とは長い間別々に住んでいましたし、また彼は仕事の話を家でする人ではありませんでした。

それゆえに、僕が父の仕事を正確に理解したのは岩波新書から出た『生体肝移植――京大チームの挑戦』を読んでからでした。家に届いたその本を、中学生のぼくは、何度も何度も読んでいたことをよく覚えています。その本によると父は移植の中で〝マイクロ〟と呼ばれる部門を担当していました。顕微鏡を用いて、ピクンピクンと動いている数ミリほどの太さの血管を吻合するのです。本来血管吻合に用いられることはなかったマイクロの技術を脳外科に修行に行って体得したそうですが、「四〇歳からのそれは本当にきつかった」と昨日ポロッとこぼしていました。

著者の後藤正治さんはこの技術を移植に応用したことで、日本の移植における血栓に関する問題の発症率は欧米より格段に少なかったとし、ひいてはそれが当初反発の強かった生体肝移植の普及につながったと書いてくれていました。

■父はこれから移植という、主に若者に対する急性期医療とは真逆の、終末期医療に取り組むことになりました。いわゆる看取りの医療です。〝寝たきり老人〟を取り巻く問題を目の当たりにし、「こんな医療おかしいだろう」と、五八歳にして未知なる世界へ挑戦することになりました。そのために研修に来ていた父と昨日、一昨日と飯を食いながら、移植医生活を初めて振り返ってもらいました。その際、父の涙を初めて見ました。それは、引退する寂しさを表す涙ではなく、日本の医療の不条理さに対する涙だったのだろうと僕は思っています。ちなみに僕も泣けました。

いまから約二〇年前の生体移植と同じく、問題は山積みで、風当たりも強そうですが、そんな父の挑戦を心から応援したいと思っています。

■父は肝移植において、心を空しくし、プロフェッショナルとして生きたんだと思っています。結果「俺は無冠の帝王や！」と自称する人生となりましたが（彼の名誉のためにマイクロについて書きました）、そんなジェロム・レ・バンナのような自身の生き方に「全く悔いはない」と言い切りました。素晴らしい。

「歌って踊れる医者になりたかった」と真顔で言うオヤジですが、そして五八にもなって前田敦子のコスプレをして結婚式の出し物をやってそれを体現するようなオヤジですが、これからも元気で挑戦し続けて欲しいです。浅草寺でひいたおみくじはこのタイミングでまさかの凶でしたが。（笑）

俺も負けないように頑張るぞー

せいりょう園との出逢い

二〇一四年二月一五日、二〜三ヶ月暮らせる、最低限の身の回りのものを持って加古川にやってきました。提供されたサービス付き高齢者住宅「さくら」の一室はとても快適でした。ただ、これまで、高齢者とは無縁の世界で仕事をしてきたため、認知症の方々とほとんど接することのなかった私の中に、一つの疑問というか、モヤモヤした思いがあったのです。それは、ホーム内の食堂などで、車いすにうずくまってじっと押し黙っている多くの老人を目にしたときに感じたものです。「この人たちは、寝ているのかな？　ほとんどしゃべられず、会話もできないのだろうな。何を楽しみに生きているのだろう」というのが、その時の私の偽らざる印象です。

ただこれは認知症に対しての私の大きな偏見、誤った認識であることが、実際にホーム内に住んで、毎日老人と接してみて徐々にわかって来ました。そもそも、当たり前のことですが、小児外科や移植外科の領域に認知症の方はいません。ですから、私は認知症について全く何も知らなかったのです。

西村先生からは、先に読んでおくようにと大井玄先生の『「痴呆老人」は何を見ているのか』（新潮新書、二〇〇八年）という本を渡されました。大井先生は石飛先生と同い年の内科出身の先生で、東京大学の教授も務められた方です。この本には、哲学的なやや難しい記述もありますが、初めて認知症の方々と接する上では非常に大きな示唆を与えてくれました。前もって読んでおいて本当によかったと思っています。おそらく西村先生は私のことを、「こいつ、高齢者の医療をしたいと言いながら、認知症のことなんにもわかっていないな」と感じておられ、この本を勧められたに相違ありません。

なかでもなるほどと思ったのは（今になって考えると、こんなことも知らなかった自分が恥ずかしい限りなのですが）、認知症には中心症状（単純痴呆）と周辺症状（奇声、徘徊、暴力、不潔行為など）とがあり、認知症の方にストレスがかからないように優しく接すれば周辺症状は抑えられるという記述でした。この本を読んだことで、同じ高さの目線、笑顔、敬語、軽いスキンシップ、そういった行為の大切さをまず認識して、高齢者と接することができたのは非常に大きいことでした。

せいりょう園の中で、またグループホームで、そうした気持ちを持って一人一人に話しかけると、それまで、「呆けて何にもわかんないんだろうな」とタカをくくっていた老人たちと、実は普通の会話ができることがわかりました。もちろん個人差はありますし、話のつじつまが合わないことも多いのですが、逆にそんな会話が楽しいとの感じを覚えるようになってきました。私は、大きな誤解をしていたことに気付いたのです。高齢者の方が、ホールで黙ってじっと座っているのは、ゆるやかな時間の流れに身を任せ、過去を振り返ったり、自分の世界にひたったり、瞑想しているのだとわかってきました。

せいりょう園に行ってのもう一つの発見は、ここは民間の「渋谷施設長のせいりょう園コミュニティ」だということでした。渋谷施設長の看取りの理念が、長い時間をかけてしっかりと職員全体に浸透していることが伝わりました。せいりょう園コミュニティでは、特養（特別養護老人ホーム）、グループホーム、ケアハウス、サ高住（サービス付き高齢者住宅）といったいくつかの種類の施設をそれぞれの個人や家族のニーズに応じて使い分けておられました。しかし、どの施設にいても最期まで看取りをしてくれるのです。とりわけ、相談員の「申し込みがあった時から看取りのはじまりです」という言葉は大変象徴的でした。

さらに、胃瘻を付けた人は一人だけでしたが、栄養の維持はなんと一日五〇〇キロカロリー／五〇〇ミリリットルで、既に二年以上経過しており、そのことも長年急性期医療にかかわってきた医師としては大きな驚きでした。そんなに少ないカロリー、少ない注入量でいいのかとびっくりしました。注入量を減らせば、確実に喀痰吸引の回数は減るないしは不要になるという、今ではどこの施設でも当たり前になっていることもその時に学んだのです。

その当時、終末期医療に携わろうかと考えた時に私がまず不安に思ったことは、果たして自分は高齢者と付き合っていけるのだろうか、特に認知症の人たちと関わっていけるのだろうか（最初の偏見があったように）ということでした。しかし、せいりょう園の滞在を通じて、自分でも大丈夫なんじゃないかなという感触をつかむことができました。確かに、医療が高齢者にどこまで介入していくべきなのか、いつまでどのように長寿を目指していくのかといった点については、その時点では、自分の中でもまだ不透明な部分もありましたが、とりあえず終末期医療という領域の入口には立てたのではないかと思ったのです。

せいりょう園での学び

加古川に来てから約二ヶ月半、とても楽しい、有意義な「研修」をすることが出来ました。当初、高齢者医療に対するモヤモヤした思いと新しい職場に対する不安を抱いて加古川に来たのですが、辛かったことは何もなく、またモヤモヤも徐々に払拭されていきました。それどころか、週三回のせいりょう園食堂でのギター弾き語りが楽しくて、一ヶ月半位経ったあたりから、かつての同僚はみんな今あくせく働いているのに、こんなにのんびりして、楽しく暮らしていいのだろうかと不安な気持ちになったほどです。

そんな時浮かんできた言葉が「サバティカル」でした。「サバティカル」というのは、使途に制限のない長期休暇のことで、欧米ではよくあるのですが、日本ではまだあまり知られていません。通常一ヶ月以上、長ければ一年にも及ぶ休暇で、仕事を休んで何をしてもいいことになっています。研修にあててキャリアアップをはかる人もいれば、とにかく休んでリフレッシュすることに使うことも許されています。そうか、今の俺はサバティカルを過ごしているのだと思ったら、ずいぶん気が楽になったのです。

週三回のギターの弾き語りについて、ちょっとお話をします。加古川に来る前に、一人暮らしでさみしくなるかもしれないと思い、マーチンのアコースティックギターと、おやじフォークの歌本を持って来ていました。せいりょう園で生活するうち、空いている時間があったので、「そうだ、食堂で、お年寄りのために、ギターの弾き語りをしよう」と思いつきました。

火曜日と金曜日の週二回は新しい曲を五曲ずつ披露し、あと木曜日はそれまでにマスターした曲の中から何曲か選曲して歌うというように決めました。最初のうちは、持ってきた歌本の昔のフォークソングを歌っていましたが、お年寄りにそんなに受ける訳ではないので、インターネットで懐メロを検索して、お年寄り向けの歌もマスターするようにしました。

今でも思い出しますが、初めての「ステージ」はひどいものでした。認知症のお年寄りの前で、誰も知らない吉田拓郎の曲を、緊張のあまり、めちゃくちゃに速いテンポで怒鳴るように歌ってしまい、お年寄りがきょとんとしているといった、散々な出来でした。それでも回を重ねるごとに私も慣れてきて、一ヶ月も経った頃からは、歌いながら周囲を見渡す余裕ができるようになったのです。その内、お年寄りや職員さんたちも私の弾き語りを楽しみにしてくれるようになりました。

余談ですが、加古川から熊本に戻ってから、毎週木曜日の午後は休みをもらって、あちこちの介護施設にギターの弾き語りの慰問に出かけ、お年寄りの方たちと一緒に歌うことを始めました。それは、今の箕面市に移動してからも現在まで続けています。その時からずっと今まで使用している歌詞カードの原型は実は加古川で生まれました。

というのは加古川を去る日が迫ってきたある日、私が定期的にギターの弾き語りをしているということを聞きつけたある別な施設のグループホームから、慰問に来てくれないかという依頼がきたのです。そこで、その頃には私の「レパートリー」も七〇曲くらいになっていたので（ほとんどが昔のフォークソングですが）、その曲のリストをその施設の方に示して、この中から聞きたい曲をリクエストしてくださいと言ったところ、その施設の方たちが選んでくれた曲が現在の歌詞カードの原型になりました。ですから、私たちの目から見ると意外な曲も入っているのですが、実はお年寄りたち自身が選んだものですから、誰でも知っている、歌える、好きな曲ばかりなのです。それはどこの土地、どこの施設に行っても共通すると言ってもいいでしょう。

加古川在住中は、基本的には西村医院の勤務医なので、西村先生と一緒に往診に出かけたり、グループホームの定期診察を手伝ったりしていましたが、余った時間に、先述したギターの弾き語りの練習をすると同時に、当時声高に言われ始めた「地域包括ケアシステム」について色々と勉強をすることができました。この時、学んだ知識が、熊本に戻ってからの医療や講演活動に大いに役立つこととなるのです。

また、以前、せいりょう園の相談員が言った、「申し込みがあった時から看取りの始まり」という印象的な言葉を紹介しましたが、もう一つ心に残った言葉があります。それは、せいりょう園のケアハウスの施設長から、発せられた、「結局、入所者さんは家族ではないですからね」という言葉です。

実は別な施設を見学に行った時、胃瘻からの栄養補給を受け、寝たきりでほとんど反応のない入居者さんの話になって、私が介護のモチベーションについて尋ねたところ、そこの介護職員の方から、「だって、家族みたいなものですからね」という言葉が返って来ました。その時はその言葉に何となく違和感を抱いたのですが、それが何故なのかよくわからなくてちょっとモヤモヤしていました。その後、せいりょう園で、全く逆の言葉を聞いて、「そうだよな！」とスッキリしたのです。

介護の現場では、被介護者との関係をとかく家族みたいなものだと思いがちになるかもしれませんが、それは誤りだと思います。医療現場における患者との関係において、我々医療従事者が患者を家族のようなものだと思うことは通常ありません。介護の世界も一緒で、入所者さんを大切にする介護者の気持ちもわかりますが、本人・家族に寄り添うことはあっても、介護のプロとして、家族の思いに引きずられることなく、客観的な立場の第三者として、本人のためを考えたケアをすることが大事ではないかと思うのです。

そんな色々な楽しかった思い出を胸に、二〇一四年四月三〇日、加古川を後にし、熊本に戻りました。

熊本の「ゆかいな仲間たち」との出逢い

熊本に戻ってからは、元々アルバイトに行っていた熊本市内のA病院で、外科医として再スタートすることになりました。外科医といっても、手術はもっぱら手伝いだけで、もう自らメスを持つことはありませんでした。と同時に、地域包括ケア病棟での高齢者の医療も担当しました。地域包括ケア病棟はその年の四月の診療報酬改定によって誕生した新しい概念の病棟でしたが、A病院では私が赴任した後の六月から稼働を始めました。A病院でも、この新しい病棟を当初どのように運営していいか戸惑いがありましたが、幸い私は、診療報酬改定の内容や、地域包括ケア病棟の生まれた背景などをいろいろと学んでいたので、この新病棟の意味するところ、効率の良い運用等について指導的な役割を担うことができたのです。

そういったことも含めて、熊本に戻ってきた時点で、加古川での知識の習得により、地域包括ケアシステムや診療報酬の改定、終末期医療などについて、いくらか人に講義ができるまでになっていました。そのことが徐々に医療・介護福祉の業界で知られるようになって、後にいろいろな場で講演する機会を頂くようになるのですが、その道のりについては中村悦子さんというケアマネージャーの存在なくしては語れません。

中村さんとは、熊大病院勤務時代の二〇一〇年頃から、私が足しげく通っていた「くまもとフォーク村」というフォーク居酒屋で知り合いました。村長（店主）の卓球仲間ということで訪れていた彼女と話をするようになり、看護師出身のケアマネージャーということで、意気投合し、熊大病院を退職してからの私の「転身」についてもいろいろと相談していました。

加古川から熊本にもどり、A病院での勤務を始めたのですが、私が加古川で学んだことをせいりょう園の機関誌に寄稿していたのを読んでくれて、私の考えに共感し、是非高齢者医療・介護に携わっている人達に語って欲しいと言われました。彼女の紹介で最初に出逢ったのが、熊本市ケアマネ協会の支部長であった坂本昌明さんでした。中村さんから私のことを聞きつけた坂本さんは、わざわざA病院まで勤務中の私を訪ねてきて、私の考えを聞いたうえで、講演の依頼を切り出されました。

そして、最初に喋ったのが、二〇一四年九月一八日、「ケアマネネットくまもと研修会」で行った「地域包括ケアシステムにおける医療と介護の在り方」という演題の講演でした。これは好評で、目からうろこが落ちたような気がしたというケアマネさんもおられました。この講演を通じて、熊本のケアマネさんたちには私の存在を知ってもらえるようになったのですが、次の出逢いが介護福祉士さんたちでした。これにはちょっと面白いいきさつがあります。

ケアマネの中村さんが当時勤めていたT医療法人に熊本市の介護福祉士会の副会長をしていた福嶋穂波さんがいて、その法人の施設長の秘書のような仕事をしていました。その施設長は熊本県の社会福祉業界の重鎮で全国的にも名が通っており、私が滞在していた加古川のせいりょう園の機関誌が定期的に届いていました。福嶋さんはその機関紙で私の手記を読む機会があったようで、私が熊本在住の医者だと知って、「熊本にもちょっと面白い医師がいるな、会ってみたいものだ」と思っていたそうです。

福嶋さんと、ケアマネの中村さんとは同じ職場で働いているものの、顔見知り程度でそれほど親しい間柄ではなかったそうですが、ある時、施設の駐車場で立ち話をする機会があり、中村さんが「面白いドクターがいるから、介護福祉士会でも取り上げてもらえないか」と福嶋さんに声をかけたところ、私の名前を聞いて、福嶋さんは、「あれ、どこかで聞いた名前だ、そう、自分が興味を持っていた人物と同じだ」と、気がついたそうです。珍しい名前はこういう時は得です。

ということで、一気に話が進み、二〇一五年二月に、熊本県介護福祉士会の研修会で講演をすることになりました。この時出逢ったのが、当時介護福祉士会の熊本県の会長で、その後日本介護福祉士会会長となった、石本淳也さんです。彼は私の講演に感銘を受け、講演が終わった後も「もっと講演が聞きたい」とまで言ってくれたのです。彼は、その昔学生時代に、博多でストリートミュージシャンをしていたということもあり、音楽談義でも意気投合したのでした。余談ですが、私は元々「福祉」という言葉が、なんか偽善的で、うさん臭くて嫌いだったのですが、石本さんから、「福祉というのは幸福を追求することだ」という言葉を聞いて、はじめて納得でき、その後はためらいなく「福祉」という言葉が使えるようになりました。

また、その介護福祉士会の講演を聞きに来ていたのが、理学療法士の橋本結樹さんでした。中村さんからは、「知り合いの理学療法士でとても辛口の批評をする方がいる。その方を講演に呼んだのだけど、どんな批評をするか楽しみ」と言われ、私は内心ドキドキしていました。講演のあと、その橋本さんがすごくよかったと言っていたという話を聞き、ほっとしたものです。

この五人との出逢いから、二〇一五年六月、「王様とゆかいな仲間たち」というグループを結成しました。「社会の高齢化が急速に進む中で、広く医療・介護関係者が集い、親睦を深める事により、楽しく連携して、より良い人間的な福祉社会の実現を目指す」という理念を掲げていますが、とりあえずみんなで楽しく飲もうという会に過ぎません。その後、コアメンバーだけでなく、広く人を集めて、非定例食事会と称した宴会を何度となく催すことになっていきます。

ところで、この「王様」とは私のニックネームですが、その由来は以下のようなものです。例の居酒屋、くまもとフォーク村に、二〇一〇年にまだ通い始めて間もない頃、熊大病院の小児科の若い医師たちが、私の特任教授就任の祝賀会を開いてくれ、派手な王冠の被り物をプレゼントしてくれました。会が終わって、その王冠を被って、熊本市の繁華街からちょっとはずれのフォーク村まで歩いて行ったところ、すれ違う人たちが皆びっくりして振り向いていたのを覚えています。それほどインパクトのある王冠の帽子なのですが、その後立ち寄ったフォーク村で、その姿を見た当時の常連さんにつけられたあだ名が「王様」だったのです。

それまで医療現場を中心にした医師か医療従事者としかつながりがなかった自分にとって、介護・福祉関係の人達との交流が出来たことは非常に新鮮でした。インターネットで、「熊本王様会」と検索していただくと、今はちょっと休眠中ですが、「王様とゆかいな仲間たち」のホームページが出てきます。このホームページを作ってくれたのが、理学療法士の橋本さんでしたが、情報の発信においてはホームページの存在は非常に大きいものと痛感しました。前述したギター弾き語りの慰問の歌詞カードをこのホームページからダウンロードできるというのも、その後随分役立ちました。

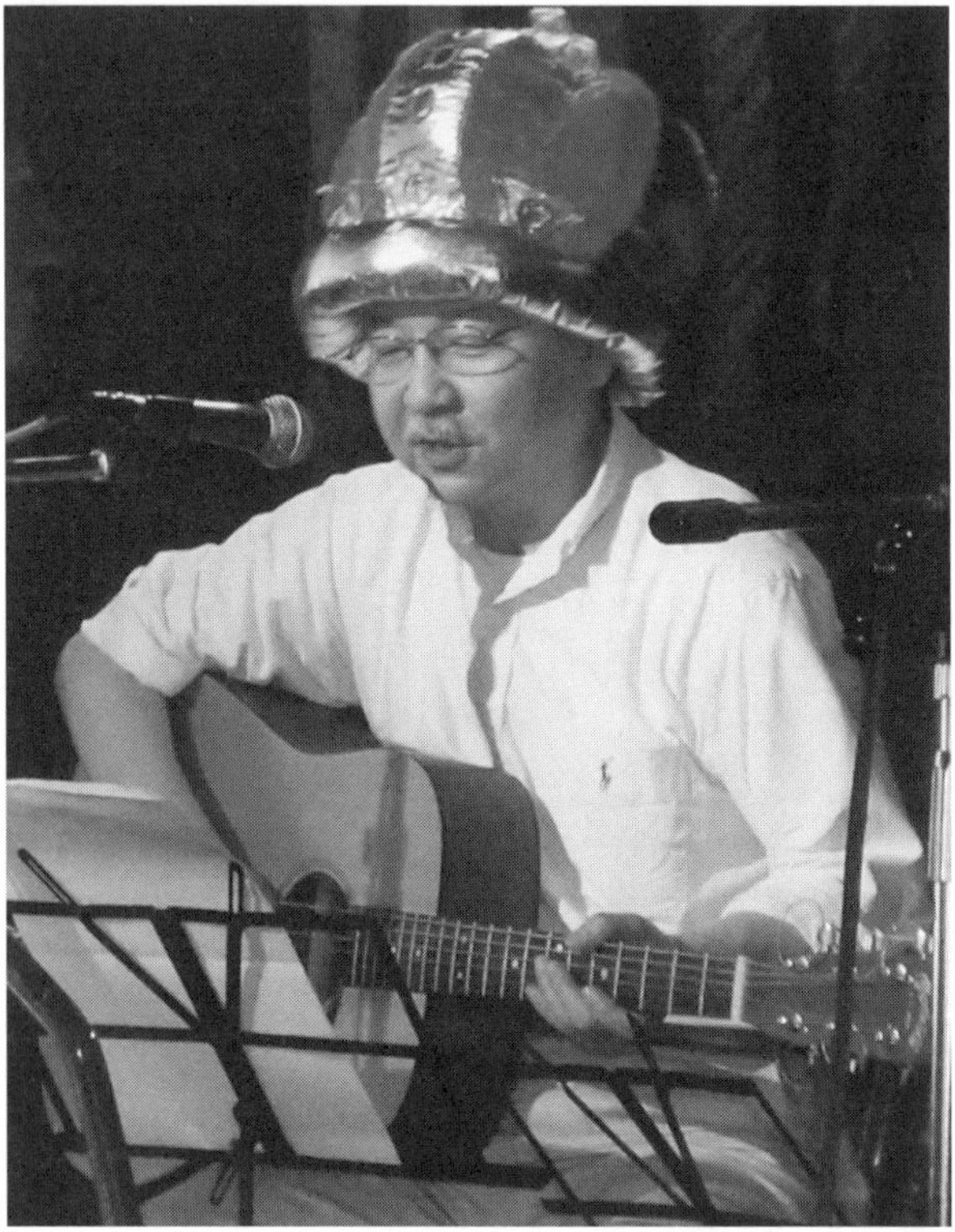

写真8●「王様」というニックネームの由来となった被り物

column

コラム03　私のモットー

一九八〇年に封切られた「ヒポクラテスたち」という映画をご存知でしょうか？　大森一樹さんという京都府立医大出身の映画監督の作品で、ある大学の医学部で、ポリクリ実習（臨床実習）をする医学生たちの日常を描いた映画です。主役の医学生を、残念ながらお亡くなりになりましたが、古尾谷雅人さんが演じ、脇を伊藤蘭さんや柄本明さんなどが固めていました。ちょうど京都大学医学部の六回生で、同じポリクリ実習の真っただ中にいた私も、大変興味深く観た覚えがあります。

その映画の中で、野球部に属していたある医学生が、将来の目標について、「俺は打って、走って、守れる医者になるんだ」と語る場面がありました。私はそれを見て、このセリフいただきと思い、大学卒業後、どんな医者になるのかと聞かれると、きまって、「私は歌って踊れる外科医になります！」と答えるようにしていました。この「歌って踊れる」というフレーズは、その後の私の人生のひとつの大きな軸となりました。

当初は、カラオケに行って、歌いながら踊ることから始まったのですが、同時に、勤務先の看護師さんが、社交ダンスを習いに行っていると知って、その看護師さんから「また聞き」ならぬ、「また習い」で、ダンスを教えてもらいました。当初は、女性とカッコよくジルバを踊りたかっただけなのですが、それが、ボックスルンバ、キューバルンバ、マンボ、ワルツ、サンバ、ブルースと拡大していき、習ってないのはタンゴくらいにまでなりました。ほとんど我流に近い踊りでしたので、きれいには踊れませんが、ジルバのステップだけは今でも自信があります。

昔は、大きなフロアーのある飲み屋さんが多く、そのフロアーで存分に踊ったものでしたが、その内そんなスペースも、また社交ダンスを踊る人も少なくなり、その後はもっぱらカラオケを歌いながら飛び跳ねるということが主体になりました。安室奈美恵さんの「トライミー」では、パラパラに似たような振り付けを自分で勝手に考えて、みんなに指導しながら踊ったり、ウルフルズの「バンザイ」では、バンザイをしながら高く飛ぶという踊りを浸透させ、私たちの宴会の締めの曲の定番となったものです。

京都大学の移植外科に勤務していた多忙な頃には、こんなエピソードがありました。研修医の歓迎会のような宴会があって、一次会、二次会と盛り上がって、夜中の一二時過ぎまで、カラオケ屋で、研修医と共に、歌って踊っていました。そろそろお開きかという時に、大学病院で緊急手術があるから戻ってくるようにとの連絡が入りました。一緒に踊っていた研修医を連れて大学病院に戻り、夜中の二時頃から緊急手術が始まりました。手術が始まって、五分もしないうちに、その研修医が「気持ち悪いんですが」と訴えたので、「こっちはもういいから寝てきたら」と言って休ませました。午前六時頃に手術が終わって、まだソファーで横になって休んでいた研修医の元を訪ね、「歌って踊れる外科医になるって、大変だとわかった？」と尋ねると、彼は「よくわかりました！」と。

そんな「歌って踊る」状態がしばらく続いていたのですが、熊本に移ってからの生活の途中から、徐々に歌と踊りが分離して来ました。まず、踊りに関しては、アルバイト先のA病院での忘年会で、当直業務を一緒にしていた救急外来のスタッフと、毎年ダンスを踊ることが恒例になりました。ペコリナイト（ゴリエ）、愛と欲望の日々（サザンオールスターズ）、アゲアゲEVERY騎士（DJ OZMA）、ネバダカラキマシタ（矢島美容室）、ホテルパシフィック（サザンオールスターズ）、女々しくて（ゴールデンボンバー）、恋するフォーチュンクッキー（AKB48）、Beat it（マイケルジャクソン）、ソレデモシタイ（平井堅）といった曲のダンスを毎年一つずつマスターし、披露して来ました。

A病院の忘年会では、各部署からそれぞれ出し物をして、評価を受け、上位には結構高額な賞金も出ました。私は賞金よりも一位と評価されることが目標だったのですが、やはり看護師さんたちは賞金が目当てで、結構頑張って練習してくれました。バイトですから、月に三日程度しか勤務していないのですが、私がシナリオを作り、その病院の救急外来のスタッフを遠隔操作しながら指導して、余興を作り上げるということを、年に一度、やっていました。

一方、歌に関しては、熊本在住中の二〇一〇年に、くまもとフォーク村というオヤジフォーク居酒屋と出逢ったことで、大きな変化が起こったのです。ギターそのものは中学三年頃から始めていましたが、社会人になってからは、時に友人の結婚式で、「乾杯」（長渕剛）や「キセキ」（GReeeeN）などを歌う程度でした。それが、フォーク村の村長の仲介で、マーチンのD18というモデルのギターを安く譲ってもらったことをきっかけに、本格的にギターの弾き語りを練習し始めました。

このD18は今でもよく弾いていますが、弾けば弾くほど、さらに音が良くなっていくような気がして、とても気に入っています。その後は、熊本でバンドを組んだり、さらには老人介護施設にギターを担いで慰問に行って、高齢者と一緒に歌うといったことが趣味となり、現在に至っています。最近、念願のギブソンのJ45というギターを手に入れて、マーチンとギブソンのギターに囲まれて幸せな気分です。ちょっとギターをかじっている次男には、これは俺の形見だから死んだあと受け取ってくれと伝えてあります。

ちなみに、長男はバイオリンを弾くので、機会があれば、私のバンドや慰問の演奏に付き合ってくれます。今でも年に一回は熊本でのバンド「王様バンド」のライブをやっているのですが、長男は私との共演に何度か関西から熊本にまで足を運んでくれました（ただし、交通費、滞在費は私持ちです）。その共演は、「王様と王子」「王様と王子番外編」というタイトルで、You Tube にアップしています。興味のある方はご覧になってみてください。

このように、近年は歌と踊りが分離してきたものの、外科医を辞め、老健施設の施設長になった今も「歌って踊れる施設長を目指す！」は私のモットーです。

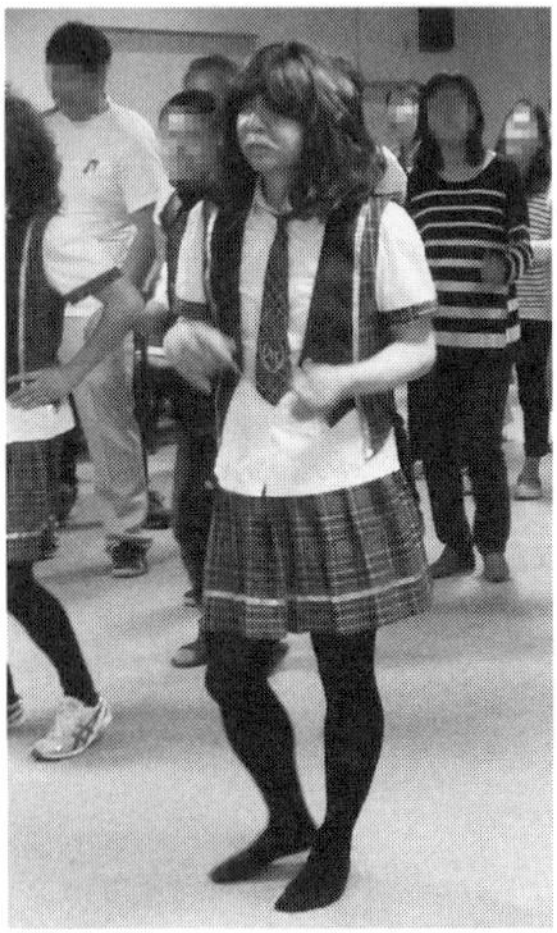

写真９●「恋するフォーチュンクッキー」をせいりょう園の仲間と踊ったとき。

第4章

高齢者と地域医療

「地域包括ケアシステム」について

二〇一三年八月六日に出された、社会保障制度改革国民会議の報告書では、これからの社会のあり方を考える上での基本となる、三つの大きな課題、すなわち、少子化、医療・介護、年金の問題について、それぞれの今後の施策に対する大きな方向性が示されています。その中の、「医療・介護分野の改革」の項では、要約すると以下のように述べられています。

今後は、これまでの救命・延命、治癒、社会復帰を前提とした「病院完結型」の医療から、地域全体で治し支える「地域完結型」の医療への変換が必要である。これまで一つの病院に居続けることのできた患者は、病状に見合った医療施設、介護施設、在宅へと移動を求められることになる。それと並行して、病床機能報告制度の導入と地域医療構想（ビジョン）の策定を行い、川上における病床の機能分化（医療提供体制改革）、川下に位置する退院患者の受け入れの整備、在宅ケアの普及を図らなければならない。自宅だけでなく、介護施設などどこに暮らしていても必要な医療が確実に提供されるようにかかりつけ医の役割が重要となるとともに、医療と介護の連携を基礎にした、「地域包括ケアシステム」の構築が必要である、と。

この「地域包括ケアシステム」ですが、今でこそ、何となくイメージが浮かぶようになりましたが、私が講演を始めた二〇一四年頃には、医療・介護福祉関係者の間においても、その意味するところや方向性を理解している方はほとんどいませんでした。「地域包括ケアシステムの構築を目指す」と言われても、誰もが、具体的に何をどうしたらいいのかわからなかったのです。

地域包括ケアシステムとは、英語では、Community based integrated care system と表されます。そこには、二つのコンセプトがあって、一つは、地域を基盤としたケア（Community-based care）、もう一つは、統合型のケア（Integrated care）です。つまり、よく誤解されがちなのですが、包括という言葉は地域を包括してという意味ではなく、ケアにかかる言葉なのです。

その起源については、実は結構古く、公立みつぎ総合病院の名誉院長・特別顧問である山口昇氏が、二〇一四年の日本医師会雑誌にその経緯を書いておられます。その要旨は以下のようなものです。

「地域包括ケアシステムは元々、一九八四（昭和五九）年広島県御調町（現在は尾道市に合併）で提唱された。きっかけは、公立みつぎ総合病院で、一九七四（昭和四九）年に始めた在宅ケア「寝たきりゼロ作戦」だった。内容としては、行政部門である保健・福祉を病院の中に移管し、保険・医療・福祉の統合を図り、その周辺に介護福祉施設を併設した。さらに、住民参加（ボランティア等）の体制を作った。その結果、寝たきりの減少、医療費のダウン、地域の活性化という成果が得られた。その後、そのシステムが注目され、新潟県長岡市、埼玉県和光市、東京都稲城市、長野県上田市、滋賀県東近江市などでも導入された」

ではそれほどの古い歴史を持つ地域包括ケアシステムが、何故今になってこれほど声高に叫ばれるようになったのでしょうか。それには二つの要因があると考えられます。一つは、近年、複数の慢性疾患を抱えながら地域で暮らす高齢者が増加してきたということがあります。すなわち、従来の急性期医療を中心とした医療システムでは、長期ケアに関わるサービスが断片化し、医療的ケアと社会的ケアの連続性が欠如してしまい、社会の変化に対応しきれていないのです。言い換えれば、医療と介護・福祉の連携の強化、シームレスなケアが求められています。

もう一つの要因は、健康という概念そして支援という概念の変化です。従来の「健康に過ごす」＝「病気でない」という生き方から、認知症に代表されるような、治らない慢性疾患を抱える人が増えてきている中、「心身の状態に応じて生活の質（ＱＯＬ）が最大に確保された状態」を中心とする生き方へ変化してきたのです。よく言われる言葉ですが、治す（cure）から、支える（care）への転換なのです。

こういった背景のもとに語られる地域包括ケアシステムの理念が、「住み慣れた地域での尊厳ある暮らしの継続と生活の質の向上を目指す」ということになるのです。ただ、この理念はそう簡単に実現可能なものではありませんし、一方で、医療費や社会福祉関連費の肥大化という事態を回避したいという行政の思惑が見え隠れすることも否めません。

地域包括ケアシステムの植木鉢

元々、地域包括ケアシステムでは、日常生活圏域内にて、医療・介護・住まい・生活支援・予防の五つの要素が一体として地域住民に提供されることが必要であると言われていましたが、二〇一四年三月に出された地域包括ケア研究会の報告書で、それぞれは平面的に同じレベルにあるものではないとして、植木鉢という立体的な概念が示されました。二〇一四年の地域包括ケア研究会の報告書（「地域包括ケアシステムを構築するための制度論等に関する調査研究事業 報告書」）の内容に沿って、この植木鉢について少し説明をしたいと思います。

まず、サービスを受ける場所として、鉢にあたる「住まい」が必要です。「住まい」とは、持ち家ないしは借家といった一般住宅から、高齢者向けの住宅やグループホームや特養（特別養護老人ホーム）といった重度者向けの住まい（施設）などが含まれます。一方で、「住まい」の対極には医療機関があり、また「住まい」と医療機関の間には、中間施設があります。私が現在勤めている介護老人保健施設は中間施設にあたると思われます。現在、お国はできるだけ急性期病院の病床数を減らして、病院から地域へ患者さんを戻して、在宅医療を推進しようとしています。それが、「時々入院、ほぼ在宅」というスローガンです。

ここでいう「住まい方」とは、どのような状態で生活しているかということです。つまり、独居なのか、夫婦二人なのか、それとも二世代、三世代の家族なのかということです。近年、独居老人、夫婦二人の老々介護といった世帯が増えていますので、それへの対応も考えないといけなくなっています。

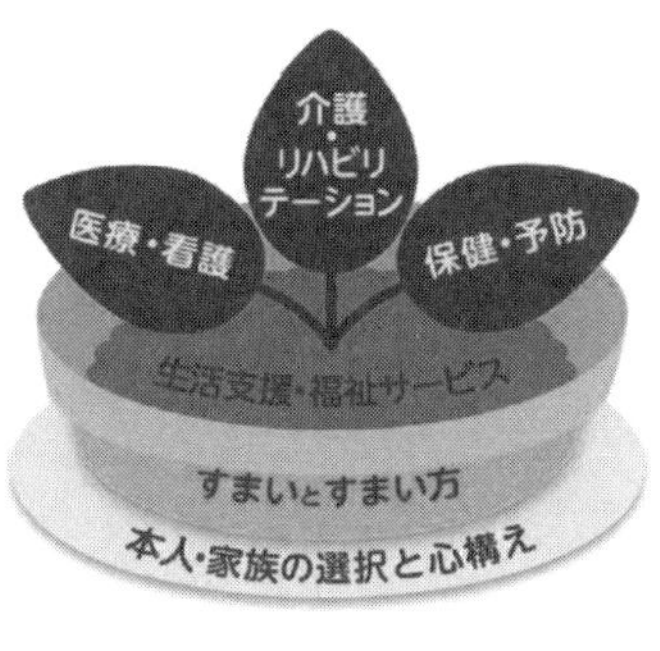

図4●「植木鉢」と称されたシェーマ。

植木鉢の中にある土が、生活支援・福祉サービスということになります。本人の選択した「住まい」において生活するためには、食事や掃除、洗濯など基本的な生活支援が必要となります。これは、その地域毎の暮らし方によっても提供方法に違いがあり、地域単位で最適な提供方法の検討が必要とされています。

高齢者本人の希望にかなった「住まい」（鉢）が確保され、「生活支援」（土）が提供され、基本的な生活のリズムを確保した上で、適切なケアマネジメントに基づき提供される専門職によるサービスが、土に生えた三つの葉である、「介護・リハビリテーション」、「医療・看護」、「保健・予防」です。在宅生活を支えるためには、いずれのケアサービスも相互に連携して提供されなければ、その機能を発揮することはできません。

特に今、求められるのは、医療と介護の連携です。長期ケアを必要とする要介護者には、医学的な疾病管理と日々の生活を支える介護の双方が必要であり、その両者の介入が同じ方向を目指して一体的に提供される必要があります。介護職は「医療マインド」を持って、食事・排泄・移動に関するアセスメントの内容を医療者側に伝えます。一方、医療者は「生活を支える視点」を持って、介護者から提供された要介護者の生活に関する情報をもとに、病態を生活に即して把握し、医療介入の方針に反映させることが重要になります。

そして、今回の植木鉢の絵で画期的なのは、植木鉢の下に「本人と家族の心構え」という「皿」がついたことです。「選択と心構え」として、今後、単身・高齢者のみの世帯が主流となる中で、在宅生活を選択することの意味を本人・家族が理解し、そのための心構えを持つことが重要です。また、地域住民は支援・サービスの提供を受けるだけでなく、本人も自発的に健康を管理する態度を持って、健康な生活を送る「養生」が求められています。そのための動機付けや知識の普及も必要となります。

さらに自己決定に対する支援も行うように求めています。例えば看取りの場合、ターミナル期における尊厳の保持であるＱＯＤ（Quality of Death：死の質）の確保が重要です。本人が在宅での看取りを希望する場合、在宅での看取りの具体的なモデルの提示や専門職による助言に加え、実際の看取りの場面で、本人や家族の望まない治療や救急搬送が行われないよう十分なコミュニケーションが図れる支援が必要となります。

さてこの植木鉢ですが、二〇一六年三月の地域包括ケア研究会の報告書では、さらに「進化した」形が示されています。新植木鉢では、福祉が葉っぱに引き上げられ、保健・福祉の重要性、すなわち社会福祉の専門性を生かしたソーシャルワークの重要性が強調されています。一方で、介護予防は土の方に移され、専門職に頼らず、互助によって自分たちで励めというお国の意図の表れだと思います。また皿では、本人の選択が前に出て、強調されています。それについて報告書では、以下のように述べられています。

地域生活の継続を選択するにあたっては、「家族の選択」を越えて、本来は「本人の選択」がもっとも重視されるべきであり、それに対して、本人・家族がどのように心構えをもつかが重要であるとの考え方から、「本人の選択と本人・家族の心構え」と改めた。家族は本人の選択をしっかり受け止め、たとえ要介護状態となっても本人の生活の質を尊重することが重要である。

第5章

認知症とどう向きあうか

郵便はがき

料金受取人払郵便

左京局
承認

1117

差出有効期限
2021年9月30日
まで

606-8790

(受取人)

京都市左京区吉田近衛町69
京都大学吉田南構内

京都大学学術出版会
読者カード係 行

▶ご購入申込書

書名	定価	冊数
		冊
		冊

1．下記書店での受け取りを希望する。

都道 府県　　市区 町　　店 名

2．直接裏面住所へ届けて下さい。

お支払い方法：郵便振替／代引　　公費書類(　　)通　宛名：

送料　ご注文 本体価格合計額 2500円未満:380円／1万円未満:480円／1万円以上:無料
代引でお支払いの場合 税込価格合計額 2500円未満:800円／2500円以上:300円

京都大学学術出版会
TEL 075-761-6182　学内内線2589 / FAX 075-761-6190
URL http://www.kyoto-up.or.jp/　E-MAIL sales@kyoto-up.or.jp

お手数ですがお買い上げいただいた本のタイトルをお書き下さい。

（書名）

■本書についてのご感想・ご質問、その他ご意見など、ご自由にお書き下さい。

■お名前

（　　歳）

■ご住所

〒

TEL

■ご職業

■ご勤務先・学校名

■所属学会・研究団体

■E-MAIL

●ご購入の動機

A.店頭で現物をみて　B.新聞・雑誌広告（雑誌名　　　　）
C.メルマガ・ML（　　　　）
D.小会図書目録　E.小会からの新刊案内（DM）
F.書評（　　　　）
G.人にすすめられた　H.テキスト　I.その他

●日常的に参考にされている専門書（含 欧文書）の情報媒体は何ですか。

●ご購入書店名

都道府県　　市区町　　店名

※ご購読ありがとうございます。このカードは小会の図書およびブックフェア等催事ご案内のお届けのほか、広告・編集上の資料とさせていただきます。お手数ですがご記入の上、切手を貼らずにご投函下さい。
各種案内の受け取りを希望されない方は右に○印をおつけ下さい。　案内不要

認知症の方との付き合い方

誰もが迎える老いの中で、なかなか避けて通れないのが認知症でしょう。自分がそうなる前にまずは認知症の方の世話をしなければならなくなります。ここでは、その世話について、考えてみたいと思います。

前に紹介した大井玄先生が、『痴呆の哲学——ぼけるのが怖い人のために』（シリーズ生きる思想、弘文堂、二〇〇四年）という著書の中に、痴呆と付き合うための五つの心得というのを挙げられています。

（1）痴呆が疑われるならば、注意深く老人の言動、反応を観察し、受け入れること。観察の最大の眼目は、痴呆状態にある人の「不安」を除き、「安心」させること。

（2）人生の最後の難路を歩く老人の矜持の尊重。矜持とはその人の誇り、プライド。

（3）残存能力の維持の重要さを理解すること。その人の好きで得意とすることをほめるのはとくに重要。

（4）ゆっくりとした時間を「共有する」こと。入浴時間を長くとり、入浴を楽しませる。

（5）老人と周囲の「つながり」を工夫する必要がある。言語による意思疎通が不能になった局面でも、「情動」のレベルで快いつながりは残っている。

これらは、認知症の老人と接するときの基本であり、どのようなアプローチをするにしろ、共通して踏まえておかなければならない心得だと思います。

また、以前、大井先生の、認知症には中心症状と周辺症状（行動・心理症状とも表現します）があり、ストレスがかからないように接すれば、周辺症状は改善するという内容の記述を紹介しましたが、京都大学の先輩である小澤勲先生という方が、その著書『痴呆を生きるということ』（岩波新書、二〇〇三年）の中で、典型的な二つの周辺症状について、以下のように述べられています。

（1）もの盗られ妄想

まず、ものをどこに置いたか忘れる。次に置き忘れたことを忘れます。そして、「無くなった、無くなった」と主張するうちに、「盗られた」になってしまいます。見つけてみせると今度は「そんなところにかくしておいたのか！」となじるのです。その対象はお嫁さんであることが多いです。

この光景はよくみられるものですが、置き忘れた人のすべてがもの盗られ妄想に行き着くわけではありません。そこにはなにがしかの事情、ある人たちに特有のこころのゆらぎがあるのです。そんな不安を取り除くと、妄想は消失すると小澤先生は解説されています。

（2）徘徊

生体リズムと関係があるらしく、夕暮れ時に行動が乱れることが多いので、夕方症候群ともいわれます。「帰る」は女性に多く、「帰る」先はほとんどが故郷かあるいは住み慣れた家です。「行く」は男性に多く、「行く」先は決まってかつての職場です。彼らが、「帰る」、「行く」とき、付き添って歩き、歩くだけでなく、昔話に興じることが大事です。その時彼らは、過去をもう一度生き直すのです。この人となら、今ここで一緒に生きてもいいとそう思ってくれて、はじめて彼らは、今・ここに戻って来てくれるのです。

認知症の方の妄想や徘徊に遭遇した時、こうした理解のもとに接していけば、その症状は治まっていくと思われます。尚、現在「徘徊」という言葉は適切でないとも言われ、「一人歩き」という表現に変えている報道機関もあります。

ヘルプマンとの出逢い

ケアマネージャーの中村さんに『ヘルプマン!』というコミックを紹介されました（講談社『イブニング』二〇〇三年八月〜二〇一四年九月連載、のち朝日新聞出版『週刊朝日』二〇一四年一二月より連載）。くさか里樹さんという方が、長年にわたって雑誌に連載されている漫画です。恩田百太郎という介護福祉士をめざす、ちょっとおっちょこちょいな青年を狂言回しとして使い、高齢者の介護現場に深く切り込み、その矛盾や問題点を明らかにしていきます。

その一一巻と一二巻が認知症編として、認知症を発症したお父さんを抱えた家族の葛藤とその経緯が描かれています。実際に認知症の老人が「見ている」世界がわかりやすく表現されているので、「ああ、そうか。認知症の方はこんな世界で生きているか」と改めて認識させられます。そのあらすじを簡単に紹介しましょう。

主人公はかつて「昇通」という大手広告代理店の敏腕営業部長だった蒲田喜久雄さんという方です。歳を取っていくに連れ、認知症を発症して、いろいろなトラブルを引き起こしながら、ついには施設に入ることになります。施設での一コマは会社の送別会のシーンで始まります。

二次会とおぼしきサロンのような所で、当時の部下に囲まれて、「これからもいろいろと相談に乗ってくださいね！」とか「スキーにも誘ってください」なんて言われているのですが、そんな部下に対して、「どうせ俺の財布が目当てなんだろう。あいにく、退職金は高級老人ホームで美人に手厚く介護してもらうために、大事に取っておくつもりなんでね。ボケたら、手のひらを返しそうな奴のために使うほどの余裕はないんだな」と答えます。そこで、部下に「部長はボケませんてー」と言われて、蒲田氏は「わからんぞぉ」と言いつつ手にしたウイスキーの水割りを飲もうとするのですが、それが実は尿瓶に入ったおしっこなのでした。蒲田さんは、施設のトイレの手洗い場に立って、尿の入った尿瓶を持ちながら、そんな回想に耽っていたのです。気づいた施設の職員が、慌てて止めて事なきを得ますが、本人は何故叱られているかもよくわからないのです。

またある時は徘徊して、夜の街に出てしまいます。昔はネオン街を肩で風切って歩いていたのでしょうが、今は年老いて誰も相手にしてくれないため、「なんだいじいさん？」と呼ばれて、「俺は昇通の営業部長の蒲田喜久雄だ！　じいさんじゃない！」と叫ぶのですが、そのうちここはどこかと、わからなくなってしまい、立ち尽くします。そして、ついにはそこで失禁してしまいます。

喜久雄さんには、奥さんと娘、息子さんがいますが、その家族も今までしっかりしていたお父さんが、突然訳の分からないことを言ったり、訳の分からない行動をとるものですから、戸惑うばかりで、どうしたらいいか分からず混乱してしまいます。変わり果てたお父さんを受け入れられず、だれもその変化を正面から受け止めようとはしません。

そんな状況を救ってくれるのが、息子さんの元彼女のみのりさんという若い女性です。みのりさんは元々介護の世界で働いていたのですが、事情があって一時休んでいました。みのりさんは喜久雄さんの息子さんを通じて、喜久雄さんの見ている世界のことを伝えようとしますが、なかなか家族の方にはそれが理解できません。

ある時喜久雄さんが、みのりさんの手を取って、「晶子!」と奥さんの名前を呼びます。奥さんはショックを受け、その場から飛び出してしまい、その光景を見た息子さんが、「みのり! これのどこがボケてないって言うんだよ!」とみのりさんに詰め寄ります。それに対して、みのりさんは、「お父さんにはあなたたちが見えないの! あなたたちがお父さんを見失っているから……お父さんにもあなたたちが見えないの」「お父さんはずっと捜しているのよ、あなたたちのことを……」「昔のように自分を信頼してくれる家族を……」「うまく表現できないだけで、心はあなたの何倍も不安で揺れてるのよ」と諭します。

それを聞いて、やっと息子さんも、自分たちが変わり果てたお父さんの真の姿をちゃんと見ていなかったことに気づきます。今のお父さんのありのままを受け入れてあげようという気持ちが芽生えたのです。その後は家族みんなが、ボケたお父さんを暖かく受け止めることができるようになり、それにつれてお父さんの周辺症状は消えて、笑顔が戻って来ます。

近所の喫茶店に一人でコーヒーを飲みに出かけるまでに回復します。最後は喫茶店から自宅に戻った喜久雄さんを、奥さんが「お帰り」と迎え、喜久雄さんの後ろには学校帰りのランドセルを背負った、兄妹が走って追いかけてきているシーンで終わります。それがその時、喜久雄さんが見ている世界なのです。

「ユマニチュード」との出逢い

認知症の方に対するアプローチはいろいろありますが、先に述べたように共通している部分が多いです。基本的にはその方の人格を尊重するという姿勢が求められます。フランス生まれの「ユマニチュード」という手法をある看護大学の先生から聞いて、それを調べたところ、とても感銘を受け、その手法を用いると、本当に認知症の方と心が通じ合えることを実感したので少し紹介したいと思います。

ユマニチュードとは、フランスのイヴ・ジネストとロゼット・マレスコッティの二人が三五年かけて作り上げた、知覚・感情・言語に基づいた包括的ケア技法です。ユマニチュードという言葉は、詩人であり政治家であった、セゼールが一九四〇年代に提唱した、植民地に住む黒人が自らの「黒人らしさ」を取り戻そうとして開始した「ネグリチュード」が起源とされています。

一九八〇年にクロフェンスタインが、「人間らしくある」状況を、「ネグリチュード」を踏まえて「ユマニチュード」と命名したとのことです。一九九五年に、ユマニチュードとは、加齢によってさまざまな機能が低下した高齢者が、最期の日まで尊厳をもって暮らしていけるよう、ケアを行う人々がケアの対象者に、「あなたのことを、私は大切に思っています」というメッセージを常に発信し、その人の「人間らしさ」を尊重する状況であると定義されています。

体育学の教師だったジネストとマレスコッティの二人は、当初、医療施設で働くスタッフの腰痛予防対策の教育と患者のケアへの支援を要請され、医療および介護の分野に足を踏み入れました。その後、ケア実施が困難だと評される人々つまり被介護者を対象に、この理論を構築するに至ったそうです。

ユマニチュードは、「見る」「話す」「触れる」「立つ」の四つの柱から成り立ちます。まず、「見る」こと。認知症の人の正面で、目の高さを同じにして、近い距離から見つめます。目の高さを同じにすることで、見下ろされているような威圧感を与えず、対等な関係を感じてもらうのです。近くから見つめると、視野が狭くなりがちな認知症の人を驚かすことなく接することができます。

次に、「話す」こと。優しく前向きな言葉を使って、繰り返し話しかけます。介護をするために体に触れる場合も、いきなり触れるのではなく、触れる部分を先に言葉で伝えて安心感を与えておくことが大事です。

三つ目は「触れる」こと。認知症の人の体に触れてスキンシップをはかることも重要です。腰かけている方の手首を上から引っ張るようにつかむのはご法度です。認知症の人は強い恐怖心を覚えてしまいます。腕を下から持ち上げるように触ったり、優しく背中をさすったり、歩くときにそっと手を添えてあげるなど、相手が安心できるような工夫をすることが大事です。ここまでは大井先生の唱えている心得に共通しています。

最後は「立つ」ですが、正確に言うと、「立つことの支援」です。寝たきりにならないよう自力で立つことを大切にします。歯磨きや体を拭くような場合でも、座ったままでなく、できるだけ立ってもらうようにします。筋力の低下を防ぐとともに、座ったり、寝たりしている時よりも、視界が広くなって、頭に入る情報量を増やすことができます。そのことによって、認知機能の改善をもたらす効果があるのです。

ユマニチュードにはこの四つの柱のほかに、人間関係をつくるための五つのステップや一五〇を超える実践技術などがありますが、最低限この四つの柱、特に最初の三つを的確に行うことで、認知症の高齢者を笑顔にすることができることを、私もその後の実践の中で、実感したのです。

第6章

高齢者の看取り

加古川のせいりょう園から熊本に戻って、A病院で高齢者の医療・ケアを始めたころ、ケアマネージャーの中村悦子さんが、いくつか困ったケースを相談して来ました。中村さんとの二人三脚で対応した事例を三例紹介したいと思います。以下は、中村さんから聞いた話もまじえて、まとめたものです。

経鼻胃管の抜去を望んだ患者さん

Sさんは、八〇歳の男性で、要介護度が五（最重度）の方でした。二回の脳梗塞後の片麻痺と歩行障害、失語症、認知症のため、ほぼ全介助を要す方でした。リウマチで要介護一の奥さんがおられ、二人の息子さんはそれぞれに所帯を持って、県外に在住されていました。本人は元々国家公務員、奥さんも教師をしておられ、二人の息子さんも大学卒という、知的レベルの高いご一家でした。

Sさんは七〇歳を過ぎても車を運転し、リウマチの奥さんができない事や奥さんの受診の介助などを行っていましたが、七五歳で脳梗塞を発症してしまいました。急性期病院から回復期病院を経て介護老人保健施設（老健）でリハビリ後、住宅型有料老人ホームに入所されていました。

ところが、七八歳で脳梗塞が再発し、再び病院、老健を経て、有料老人ホーム入所となっていたのですが、今回、急な発熱を来し、救急病院に搬送され、誤嚥性肺炎の診断を受けました。家族が病院に駆け付けた時には経腸栄養のため経鼻胃管が入っていたそうです。奥さんからの許可等は得られていませんでしたが、内服薬注入のために必要だという病院側の説明だったそうです。

両手にミトンをされ、更に両手はベッド柵に括り付けられていました。ミトンとは自分の手で勝手に胃管を抜かないように、手全体を覆う手袋のようなものです。二週間後、回復期病院に転院となりましたが、そこでも同様に両手にミトンをされました。本人の表情は険しく、奥さんに対しては怒りのような顔つきだったそうです。また、痰が多く頻繁に吸引が必要な状態で、その度にSさんは苦しそうな表情をされていたそうです。

入院中のカンファレンスに、奥さんと長男、次男も呼ばれ、今後の延命方法についての説明がありました。主治医から胃瘻造設や中心静脈栄養等の説明を受けましたが、奥さんは納得できず、「夫は常に怒っており、また、悲しそうな顔をして、鼻の管を抜いてほしいと訴えているような気がします。抜いてはいただけないのでしょうか？」と尋ねると、主治医は「胃瘻も作らずに胃管を抜くという事は出来ない、倫理委員会にかけなければならない」と答えたそうです。奥さんは、「夫は以前から延命治療は受けたくない、胃瘻などは付けたくないと言っていた」と主張しましたが、主治医には納得してもらえなかったそうです。

その後奥さんからケアマネの中村さんに、「本人の意思を尊重し、胃管を抜いてくれるような病院はないだろうか？」と相談があり、長男、次男も同じ意見だったそうで、中村さんが私に連絡して来ました。私はまず、妻と長男、次男に病院に来てもらい、家族全員と面談し、皆さんの意思を確認しました。その上で、現在入院中の回復期病院の主治医に連絡し、了解を得て、転院してもらいました。

転院して来たその日、私はSさんと正面から向き合い「鼻の管を抜くという事は命が縮むことになるかもしれない。それでも管を抜きますか？」と再度確認しました。Sさんは、言葉は出ませんが、私の問いをちゃんと理解した様子で、にっこり笑い、肯いたのです。私は、その場で速やかに経鼻胃管を抜きました。その時のSさんが浮かべた満面の笑みは今でも忘れられません。

私は、「食べたい物を、食べられる形態で、食べられる量だけ食べてもらって、様子を見ましょう」といつもの説明をし、Sさんもご家族も納得の様子でした。管を抜いた後のSさんの表情はたいへん穏やかで、笑みを絶やすことなく入院生活を送られました。妻は面会に行くたびに本人の笑顔を見て「これで良かったのだと思った」とのことでした。

言語聴覚士に介入してもらい、食形態を変えながら経口摂取に取り組みましたが、残念ながらなかなか困難でした。一日五〇〇ミリリットル程度の点滴を継続したものの、徐々に体力は落ちていきましたが、以前に比して投与水分を減量したため、痰が減り、吸引の必要性もなくなりました。後に、

Sさんが吸引で苦しむ姿を見なくてよくなったのはうれしかったと、奥様は話されました。その後、転院から数週間後に安らかに亡くなられました。ご家族は最期にSさんの意思を尊重してもらえてよかったとおっしゃっているそうです。

ユマニチュードの手法が生きた患者さん

Kさんは、八〇歳女性で要介護度は四の方でした。長女さんと二人暮らしで、次女さんは関西で看護師をされていました。七年位前から認知症、うつ病を発症していましたが、夫もいたため何とか生活は成り立っていたようで、長女さんも仕事をされていました。ところが、二年前に夫が急逝すると認知症が悪化したため、小規模多機能居宅介護施設などを利用しながら、長女さんは仕事を継続されていました。しかし、認知症が徐々に進行したため、ついに長女さんは仕事を辞め介護に専念されることになりました。

次女さんは看護師さんなので、ある程度冷静にお母さんの病状を理解することが出来るのですが、長女さんはお母さんに対しての思い入れが強過ぎる面があり、その後、Kさん本人やケアマネの中村さんなどの周囲の人も長女さんに振り回されることになります。

うつ病も同時に悪化し、徐々に話をしなくなり、食事摂取量も減り、腹痛を訴えるようになりました。急性期病院への数回の緊急入院を繰り返し、ついに四回目の入院となった時に、長女さんは突如、ケアマネの中村さんに「母はこの病室を嫌っている。家庭的な所ならご飯を食べるかもしれないと思い、親戚に相談して、家庭的なケアで有名な施設に入れることに決めました」と連絡してきたそうです。

しかしながら、家庭的だと言っていた施設へ入所したものの、早や二日目にして、長女さんの不満が強くなり、「職員がやさしくない、うちの母にのみ声かけもしない、他の人は和室なのに母だけ縁側に置かれている。自分に対する視線も意地悪な気がする」などと中村さんに苦情を言うようになりました。

期待した食事摂取量は全く増えなかったので、長女さんは「食事が全く入らないのに点滴の一本もしてくれない。母はご飯も食べず、点滴も受けられず、このままでは死んでしまう。また前の急性期病院には入院できないのでしょうか？」と中村さんに尋ねて来たそうです。中村さんは、長女さんのこれまでの言動から、以前の病院では無理と判断し、私に相談をして来ました。

私の勤めるA病院に入院されたとき、私は、ベッドに横たわるKさんのそばにしゃがみ込み、Kさんの顔を正面から見つめ、腕をさすりながらやさしく話しかけました。そう、例のユマニチュードの手法です。長女さんも、次女さんもそんな医師の態度に驚かれていましたが、Kさんはとても安らかな顔をして嬉しそうでした。私の「大丈夫ですか？」の問いに「はい、大丈夫です」とはっきり答えられました。中村さんにとって、それは初めて聞いたKさんの声だったそうです

その後も私が病室を訪問する時はいつも笑顔を見せてくれましたが、やはり食欲はなく、一日五〇〇ミリリットル程度の点滴を継続しながら、入院生活を過ごしていただきました。次女さんが関西から来られた時でも、次女さんの挨拶も中村さんの挨拶もKさんは無視しながらも、何故か、私の声かけには笑顔を見せ、返事をされたのです。

看護師の次女さんは以前との明らかな違いに驚かれ、「母はこの先生に大きな安心感を持っている。ここに入院でき、ここで最期を迎えることになり、本当に良かった」と話されたそうです。その数日後に穏やかに旅立たれましたが、その頃には長女さんの気持ちも落ち着かれ、次女さん共々、満足した表情でした。

疼痛管理が奏功した癌患者さん

Tさんは九三歳の男性でした。六～七年前に前立腺癌との診断を受けましたが、高齢になり、無理

な医療は受けたくないという理由からその後の受診をしていなかったそうです。ある日激しい腰痛が出現し、起き上がることもできなくなったので、近所の病院を受診したところ、地域包括支援センターを紹介されたそうです。状況を確認した地域包括支援センターの職員が、ケアマネージャーを至急手配する必要があるとして、家族の知り合いの中村さんに連絡が来ました。

中村さんが自宅を訪問し、状況を確認したところ、ご本人は「痛みが強かったから病院を受診したが、癌が骨に転移していると言われた。死ぬのは怖くないが、痛いのはきつい」と言われ、家族によると「放射線療法のため毎日通院してくださいと言われた」との事でした。顔色も悪く、起き上がれず、寝ながらおにぎりを数口食べるという状況でした。「あまりの腰の痛さに毎日受診といわれてもどうしようもない。もう治療は望まないのに」と途方に暮れ、「何とかならないものでしょうか」と中村さんにすがりついてきました。

介護に慣れた家族でマンパワーがあれば、在宅での見取りも可能かもしれないが、これまでかかった病院の先生方は「癌」とは言っても、「死」や「看取り」という言葉を使われていなかったので、この家族にはまずきちんと説明してくれる医師が必要だと中村さんは思ったそうです。

そこで、私に相談が来ました。私は、「とりあえず、一般病棟か、地域包括ケア病棟で診て、状況を見ながら緩和ケア病棟に転棟しましょうか」と提案しました。入院時の検査で、腰椎はレントゲンでも明らかに溶けていることがわかるほどのもので、放射線治療の適応は少ないと思われました。私は緩和ケア病棟の医師と相談しながら、主に痛みを取る治療を行い、幸いそれは奏功し、患者さんに笑顔が戻りました。

その後、緩和ケア病棟に移りました。七階の個室で、窓から熊本の山々が見え、T氏は、山の説明や戦前の様子を熱く語って聞かせて下さいました。本人の安心感、喜びは家族、親戚の喜びにつながり、それまで非常にきつそうだったお嫁さんの表情も一変しました。その数週間後に亡くなられましたが、最期まで、本人も家族もとても満足されたご様子でした。

第7章

人生の最終段階における医療・ケアのあり方

理想的な最期の迎え方　樹木希林さんの言葉

二〇一六年一月五日の全国紙四紙の朝刊に宝島社の両面見開きの広告が載りました。ミレイのオフィリエをモチーフに湖に少女ならぬ樹木希林さんが横たわって浮かんでいるというものでした。タイトルは、「死ぬときぐらい好きにさせてよ」というものでした。それに続く文言を紹介します。

人は必ず死ぬというのに。
長生きを叶える技術ばかりが進化して
なんとまあ死ににくい時代になったことでしょう。
死を疎むことなく、死を焦ることもなく。
ひとつひとつの欲を手放して、
身じまいをしていきたいと思うのです。
人は死ねば宇宙の塵芥。せめて美しく輝く塵になりたい。
それが、私の最後の欲なのです。

私も当日この広告を目にして大変感銘を受けました。その四日後に熊本県立劇場で「看護がつなぐ地域包括ケアフォーラム」と題した市民公開講座が開かれました。私もミニ講演で参加したのですが、その時、日本看護協会の会長さんも来賓の挨拶の中で早速この広告について言及されたのが印象的でした。ただ、八〇〇人くらいの参加者の中で、実際にこの広告を見た方がどれくらいいたかは不明です。

宝島社の広告ではありますが、この言葉は樹木希林さんの思いであろうと推察しています。そして、二〇一八年九月一五日、その思いに沿った、立派な人生の幕引きをされたと思います。この新聞広告は当時大きな話題となり、二〇一六年の上半期の広告大賞を受賞しています。それだけの反響を呼んだということは、世の中でどのように死を迎えるのかということに対しての関心がその頃から高まっていることを示したものと思われます。死というものを他人の手に渡さず、最期まで自分の意思で終わりたいという願いではないでしょうか。樹木希林さんのご冥福を心よりお祈りします。

健康寿命と平均寿命

超高齢化社会を迎えるにあたって、「高齢者」や「終末期」に医療はどのように介入するべきなのか、また「長生き」とはどこまで、どのように目指すべきことなのかということは、医療に携わるものとして、また高齢者に関わるようになってから、私自身ずっと抱えていた命題でした。ただ、そのうち、これは医療従事者だけが考える問題ではなく、個人個人がそれぞれ自分のこととして考えなくてはいけないことなのだと思うようになりました。

健康寿命と平均寿命という言葉をご存知だと思います。二〇一六年の厚労省の統計では、男性の平均寿命は八〇・九八歳に達し、女性で八七・一四歳となっていますが、健康に過ごせる年齢は、男性で平均七二・一四歳、女性で七四・七九歳まででした（いずれも二〇一六年統計）。それを過ぎると、脳卒中、認知症、高齢による衰弱（フレイル）、骨折・転倒などの原因により、何らかの介護を受けながら生活せざるをえません。その期間は男性で八年余り、女性に至っては一二年以上にもなります。近年、健康寿命を延ばす取り組みがいろいろと行われ、平均寿命の延びよりも、健康寿命の延びが勝り、この介護必要期間が少し短くなっているという統計もあります。健康寿命を延ばすことに異論はありませんが、平均寿命は、何が何でも延ばさなくてはならないものでしょうか。

理想的な死に方とは何でしょう？　生活の質、すなわちＱＯＬ（Quality of Life）に対して、死の質、ＱＯＤ（Quality of Death）という言葉は、社会保障制度改革国民会議の報告書の中にもみられ、既に一般的に使われているようです。では、生き方：Life style に対して は、死に方：Death style でしょうか。

死に方としてよく望まれるのは、ＰＰＫ、つまりピンピンコロリですが、それと対称的なのが、ＮＮＫといわれ、一時期はネンネンコロリ（寝たきりになっての死）とされていましたが、最近はニンニンコロリ（認知症になっての死）とも揶揄されています。

しかしながら、ピンピンコロリというのはあくまでも机上の空論、理想に過ぎません。もしあちこちでピンピンコロリがあったら、世の中、不審死の山となり、我々医師はたまったものではありません。結局、多くは医療・介護を受けつつ、誰かの世話になりながら亡くなるというのが一般的ではないでしょうか。とすると、どのように看取られて逝くかということが重要になります。

『大往生したけりゃ医療とかかわるな――「自然死」のすすめ』（幻冬舎新書、二〇一二年）という本を書かれた、中村仁一先生という方がおられます。この方は、京都大学医学部出身で私の先輩にあたりますが、半年に一回くらい、自分自身で棺桶に入るという、ちょっと変わった方です。その方が、私が加古川に滞在しているときに、神戸で開催された「高齢者の救急医療セミナー」という会で講演をされました。その講演の中で非常に印象的なことを言われました。

それは、「老人の役割には二つある。一つは不具合と折り合いをつけながら生きていく姿を周りに見せること。もう一つは、自然に死んで見せて、周りに安心感を与えること」というものでした。まさに、これこそが老人が次の世代に渡すバトンであり、そのバトンを受け取りつつ、看取る方も学ぶということだと思います。

人生の最終段階における医療・ケアのあり方に対する指針

二〇〇七年に厚労省は、「終末期医療の決定プロセスに関するガイドライン」というものを発表しています。ガイドラインとは指針ということです。その中には、医療従事者から適切な情報を得て、患者本人が決定することが重要である。終末期においては医療行為の開始・不開始、医療内容の変更、医療行為の中止等は医学的妥当性と適切性をもとに慎重に判断すべきであるというようなことが書かれていました。つまり、終末期における医療行為について、ケースによっては、中止や変更もありうるということを示唆しています。このガイドラインは、二〇一五年三月に一度改訂されたのですが、その時は、「終末期医療」が「人生の最終段階における医療」という言葉に置き換わっただけでした。

それが、二〇一八年三月に大きく改訂されました。それは、今後多死社会に向かっていく中で、死を迎える場所と死の迎え方の変化に対応できるものにしたと言えます。

まず、現在八割近くの方が病院で亡くなっていますが、今後は厚労省の施策により、在宅での死、つまり自宅や施設で亡くなっていく方が増えていくと予想されます。また、点滴や経腸栄養などの管につながれて、最後まで医療を受けながらの死から、今後は、特別な延命医療は受けず、自然な経緯で、介護（ケア）をうけながらの死へ移行しつつあります。

そのことをふまえ、ガイドラインの表題そのものが、「人生の最終段階における医療・ケアの決定プロセスに関するガイドライン」と改められ、内容にもケアという文言が多く出て来るようになりました。また、「患者」は「本人」に、「医療行為」は「医療・ケア行為」に、「病状」は「心身の状態」にそれぞれ改訂され、病院だけでなく介護施設・在宅の現場も想定したガイドラインになるよう配慮されています。ガイドラインの一部を紹介します。（太字が改訂部分）

1．人生の最終段階における医療・ケアのあり方

①医師等の医療従事者から適切な情報の提供と説明がなされ、それに基づいて**医療・ケアを受ける本人**が**多専門職種**の医療・**介護**従事者から**構成される医療・ケアチーム**と**十分な**話し合いを行い、**本人**による**意思**決定を基本としたうえで、人生の最終段階における医療・**ケア**を進めることが最も重要な原則である。

②人生の最終段階における医療・**ケア**について、**医療・ケア**の開始・不開始、医療・**ケア**内容の変更、医療・**ケア**行為の中止等は、医療・ケアチームによって、医学的妥当性と適切性を基に慎

重に判断すべきである。

さらに、本人の意思は変わりうるものなので、そういった話し合いを繰り返し行うことや、本人が認知症などで意思を表明できなくなることも想定して、特定の家族等を自らの意思を推定する者として前もって定めておくことも重要とされています。

加えて、ＡＣＰ（アドバンス・ケア・プランニング：人生の最終段階の医療・ケアについて、本人が家族等や医療・ケアチームと事前に繰り返し話し合うプロセス）の医療・介護の現場における普及を図るよう勧めています。このＡＣＰについては、また後程説明することにしましょう。

日本老年医学会の提言とガイドライン

二〇〇七年に厚労省の最初のガイドラインが出たのですが、原則論でありやや抽象的で、医療内容の具体的なことは書かれていませんでした。二〇一二年一月に日本老年医学会から、「高齢者の終末期医療の医療およびケア」に関する日本老年医学会の「立場表明」（二〇一二年）というものが発表されました。この中では、具体的な医療行為を上げて、次のような記述があります。

胃瘻造設を含む経管栄養や、気管切開、人工呼吸器装着などの適応は、慎重に検討されるべきである。すなわち、何らかの治療が、患者本人の尊厳を損なったり苦痛を増大させたりする可能性があるときには、治療の差し控えや治療からの撤退も選択肢として考慮する必要がある。

厚労省のガイドラインより、具体的な医療行為に一歩踏み込んでいますが、「立場表明」であってガイドラインではないので、やや物足らない感じのするものでした。ところが、同じ日本老年医学会が、同じ年の六月にさらに具体的な内容を盛り込んだ詳細なガイドラインを出しています。それが、「高齢者ケアの意思決定プロセスに関するガイドライン　人工的水分・栄養補給の導入を中心として」です。これは非常に秀逸なガイドラインだと私は思っています。

本文は

1．医療・介護における意思決定プロセス

2．いのちについてどう考えるか

3．AHN導入に関する意思決定プロセスにおける留意点

の三つの項目から成り立っています。AHNとはArtificial hydration and nutrition の略で、人工的水分・栄養補給のことです。つまり、点滴や胃瘻などの経管栄養のことを指します。

本文そのものはそれほど長くないのですが、本文の脚注としての詳しい解説が四四までついており、これを一つ一つ読むのが少し大変です。

例えば、「2．いのちについてどう考えるか」というところには、次のような文章があります。

「生きていることは良いことであり、多くの場合本人の益になる――このように評価するのは、本人の人生[26]をより豊かにし得る限り、生命はより長く続いたほうが良いからである[27]」と書かれているのですが、その解説26、27では、以下のような説明がついています。

【解説26】本ガイドラインにおいて「人生」とは、人が周囲の人々と交流しながら送っている生活の経過全体を指している。人間は自らの人生を、これまでどのような経過を辿って生きてき、これからどのように生きようとしているかの物語りとして創りだしつつ生きている。その物語りは周囲の人々の物語りと交叉しつつ織りなされる。

【解説27】ここでは、生物学的生命自体の価値と（前註で説明したような）物語られる人生の価値と、どちらを評価の基準にすべきかを定義している。（中略）ここで、ただ生物学的生命の存在自体に価値があるように誤解することが、しばしば、生死に関わる選択で誤る原因となっている。（後略）

つまり、この解説をふまえるならば、本文で述べていることは、本人の人生をより豊かにしない、あるいは害となる場合は、生命だけが続くことがよいわけではないと言い換えられるのではないかと考えます。

さらに本文「2．3　生命維持を目指す医学的介入をしても、ほとんど死を先送りする効果がない場合、また、たとえわずかに先送りできたとしても、その間、本人の人生をより豊かにできず（よい日々だと言えず）、かえって辛い時期をもたらすだけだという場合には《緩和ケア》のみを行う。[34]このように、本人の予後を見通して、全体として延命がQOL保持と両立しない場合には、医学的介入は延命ではなくQOLを優先する」に付け加えられた解説34では、以下のようなことが述べられています。

【解説34】このような状況における、死を先送りしようとする医学的介入は、たとえわずかな延命効果があったとしても、本人を人間として苦しめること、弄ぶことであって、その尊厳に反している。（中略）「死はいかなる場合にも、ぎりぎりまで避けるべき悪である」という思い込みから、医学の専門家も、素人の市民たちも解放される必要がある。（後略）

また、最後の解説の44では、慢性期病棟での体験で私の抱いた疑問にも言及しています。

【解説44】（前略）年金収入などの益が家族をして本人の延命を望ませている場合にもいくつかの場合を区別する必要がある。親の介護をするために仕事を続けられなくなった場合、親の年金収入で、家族ともども生活しているが、親の死後、職から離れた家族がふたたび社会の中で収入の道を見出すのは難しい。社会的サポートが必要である。他方、介護施設に親を全面的に預けている場合、年金から介護費用を支払った残りを、子が勝手に使うということがままある、それはそもそもが年金の目的からして不適切な使用というべきであろう。（後略）

このガイドラインは実に詳細によく書かれていると思います。解説を読むにはそれなりに労力がいりますが、興味のある方は是非一度目を通していただければ幸甚です。

人生の最終段階とはいつなのか

「老衰が進行して口からものが食べられなくなったら、どうしますか？」。これは高齢者にとっては、よく突きつけられる問題ですが、ほとんどの場合、ご本人は認知症を患っており、当人の意思確認は難しい状況となります。そんな時、私は家族の方に以下のように勧めています。「ご本人が食べたい物を、食べられる形態で、食べられる量だけ食べてもらって、自然な経過を見ませんか？」と。

通常私は、人工的水分栄養補給は補助的なものも含めて勧めません。もちろん一時的な脱水症状で、点滴で水分の補給をすれば再び元気になって食事を摂れるようになる可能性がある場合は、短期的な治療として点滴などを考慮することもあります。また、家族の方の不安が強い場合は、期間を限って少量の点滴を施行することもありますが、点滴による水分補給が、痰を増加させたり、浮腫を引き起こしたりと、かえって本人を苦しめることになることも考えておかねばなりません。

高齢者の人工的水分栄養補給の適応については、前節で紹介したガイドラインが参考になるものと思われます。ところで、ガイドライン等によく出てくる「人生の最終段階」とは、いったいいつのことなのでしょうか？

老衰や認知症が進行すると食べ物や唾液を飲み込む機能（嚥下機能）が低下して、誤嚥を引き起こしやすくなります。そうすると誤嚥性肺炎を発症するのですが、現在抗菌薬も多種あるので、治療で肺炎を治すことは可能です。ただ、嚥下機能そのものを改善させることは無理なので、以前と同じように経口摂取を再開すれば、再び誤嚥性肺炎を起こし、再び病院で治療を受けることになります。

先に述べたように、摂取量にこだわらず安全に食べられる量だけにしていれば、誤嚥の予防はできることは多いのですが、それだけで摂取カロリー量は不十分でしょう。以前と同じことをやろうとすると、経口摂取↓誤嚥↓肺炎↓治療の繰り返しとなってしまいます。その内、「この方はもう経口摂取は無理ですね。経鼻胃管か、胃瘻を造設して経腸栄養を開始しましょう」ということになります。もしくは中心静脈栄養という高カロリー輸液を提案されるかもしれません。

多くの場合、まずは経鼻胃管による経腸栄養から開始するですが、認知症のため、本人が嫌がって自分で管を引き抜くことが度々起こります。そんな方は、通常の介護施設では看ることが出来ないので、家族は医師から、「このままでは病院から施設に帰れませんが、胃瘻を付ければ施設は引き取ってくれますよ」という「悪魔の囁き」を聞くことになるのです。病院を退院した後、施設で引き取ってもらわないと困ると考えている家族の方は、あわてて、「それでは、胃瘻造設をお願いします！」と言ってしまわざるを得ません。

もちろん、私は、胃瘻などの経管栄養にすべて反対している訳では全くありません。脳梗塞などで嚥下障害がおこり、それが訓練で回復するまでの一時的な栄養補給で使われるのであれば、大いに意味のある治療法です。私自身もそれを選択したことがあり、無事経口摂取を再開でき、胃瘻を閉じたこともあります。また、どうしても経管栄養や中心静脈栄養が必要な難病の方も多くおられます。

ただ、老衰が進んだ認知症のある高齢者の場合、一度胃瘻を造設してしまえば、二度と経口摂取を試みられることはなく、また胃瘻からの栄養注入も止める訳にはいかなくなるでしょう。つまり、本人が望むと望まないとにかかわらず、ほぼ寝たきりの状態であっても、数ヶ月か何年か生き延びていくことになってしまいます。さて、この一連の経過の中で、人生の最終段階（終末期）とはいったいどの段階なのでしょうか？

前述した厚生労働省の「人生の最終段階における医療・ケアの決定プロセスに関するガイドライン」では、解説編の注4に次のように述べられています。ちなみにこの項に関しては二〇〇七年に発表されたものとほとんど同じで、二〇一八年の改訂で、「患者」が「本人」と言い換えられた以外には、変更されていません。

人生の最終段階には、がんの末期のように、予後が数日から長くとも2―3ヶ月と予測が出来る場合、慢性疾患の急性増悪を繰り返し予後不良に陥る場合、脳血管疾患の後遺症や老衰など数ヶ月から数年にかけ死を迎える場合があります。どのような状態が人生の最終段階かは、本人の状態を踏まえて、医療・ケアチームの適切かつ妥当な判断によるべき事柄です。

皆さんは、この定義をどう思われますか？　これでは医療・ケアチームに丸投げしているだけではないでしょうか。

老年医学会が二〇一二年に発表した、「「高齢者の終末期の医療およびケア」に関する日本老年医学会の「立場表明」2012」には以下のように述べられています。

「立場表明」における「終末期」とは、「病状が不可逆的かつ進行性で、その時代に可能な限りの治療によっても病状の好転や進行の阻止が期待できなくなり、近い将来の死が不可避となった状態」とする。

では、これはどうでしょう？　一見明確に定義しているように見えますが、ここでいう「病状」とは何を意味するのでしょう。もちろん難治性の進行癌と考えれば理解しやすいですが、癌で亡くなる方ばかりではありません。ひとつの病態として、「老衰」があげられるのではないでしょうか。「老いること」を「病状」に置き換えられるのではないかと思います。つまり、老いていくことそのものが人生の最終段階なのです。

「平穏死宣言」という提案

石飛幸三先生の講演会で私自身がフロアーから、質問したことがあります。「人生の最終段階とはいつからですか？　平均寿命が区切りですか？」という私の問いに対し、「平均寿命ではありません。それは人それぞれです」との答えをいただきましたが、ではどう決めたらいいのかという疑問はやはり残ってしまいました。

その後私はずっと「人生の最終段階とは、いったいいつからだろう」と悩んでいました。そんな時に目にしたのが、前に紹介した『ヘルプマン！』というコミックの中のあるセリフでした。ちょっと不良なおばあちゃんが登場するのですが、個人的に親しくなった介護福祉士の専門学校に通う生徒に以下のように語り掛けます。「幸せってのはね……自分の人生を他人に売り渡さないことさ――」と。この言葉を目にして、そうか！と私は気づきました。いつからが人生の最終段階かは、自分で決めればいいのではないかと思ったのです。

皆さんは、健康保険証の裏に臓器移植の意志を確認する文言があるのをご存知でしょうか？　後期高齢者の保険証の裏にもその記載があります。

しかしながら、八五歳を過ぎた方の臓器を移植に使用することはまずありえませんから（ただし、

※ 以下の欄に記入することにより、臓器提供に関する意思を表示することができます。記入する場合は、1から3までのいずれかの番号を○で囲んでください。

1.私は、脳死後及び心臓が停止した死後のいずれでも、移植の為に臓器を提供します。
2.私は、心臓が停止した死後に限り、移植の為に臓器を提供します。
3.私は、臓器を提供しません。
《1又は2を選んだ方で、提供したくない臓器があれば、×をつけてください。》
【 心臓・肺・肝臓・腎《じん》臓・膵《すい》臓・小腸・眼球 】
〔特記欄： 〕
署名年月日： 年 月 日
本人署名(自筆)：
家族署名(自筆)：

写真10●後期高齢者医療被保険者証の裏。

角膜は例外のようです)、そのような超高齢の方の保険証からは臓器移植の意志確認の項目をはずし、以下のような項目を載せたらどうでしょう。

> □「平穏死」宣言
> 私は、満＿＿歳を超えた日から、緩和ケアのもとに平穏な死を迎えることを望みます。すなわち、気管内挿管、胃瘻造設等の延命医療は望みません。尚、自分で意思を表明できないときは下記の者に意思決定を委ねます。

そして、平穏死を望む方は□の中に☑を入れ、年齢を自分で書き込むのです。最後に本人の署名と、代理意思決定者の署名をしておきます。

この案のよいところは☑を入れるかどうかは本人の自由意思ですから、宣言したくない人は記入する必要はありません。また、年齢を決めるのは自己決定です。さらに健康保険証ですから、余程の緊急事態でなければ、病院受診の際は必ず持参します。治療にあたる医療従事者の方は、その裏を見ればすぐに本人の意思を確認できます。「この方は、平穏死宣言していて、もうその歳になっている。もう延命医療は望まれないのだな」と。

健康保険証には生年月日が記載されていますから、時間も一分一秒まで規定されます。また、代理意思決定者の署名があれば、本人が意思表示できないときに、治療方針について、代理意思決定者に確認することも出来るでしょう。さらに保険証は年に一回の更新がありますから、その時にまた新たに考え直し記入することが出来ます。個人的には簡便でいい案だと思いますし、石飛先生も共感してくださり、著書『穏やかな死のために——終の住処 芦花ホーム物語』（さくら舎、二〇一八年）の中で紹介していただいているのですが、もちろん現実的には実現は難しいものがあります。

尊厳死か安楽死か

脚本家の橋田壽賀子さんが、文藝春秋という雑誌の二〇一六年一二月号に、「わたしは安楽死で逝きたい」という文章を寄せられています。内容の一部を紹介しますと、「私は八〇歳を過ぎた頃から、もし認知症になったら安楽死がいちばんだと思っています」「介護離職して面倒をみていた息子が絶望して寝たきりの親を殺したり、老々介護の果てに無理心中といった胸の痛むニュースを見るたびに、安楽死の制度があればそうした悲劇も防げるのに、と思うのです」「日本でもスイスのように安楽死を認める法律を早く整備すべきだと思っています」というものでした。

この寄稿を受けて、文藝春秋は翌二〇一七年三月号で、「理想の逝き方を探る」という特集を組みました。それは、「安楽死は是か非か」というテーマについて一四六名の有識者にアンケートを送り、六〇名から回答を得たというものでした。アンケートの内容は三つの選択肢から一つを選びその理由を併記するというものでした。その選択肢が以下です。

A）安楽死に賛成　B）尊厳死に限り賛成　C）安楽死、尊厳死共に反対

ここで使われている安楽死と尊厳死の定義は以下のものとされました。

安楽死：回復の見込みのない病気の患者が薬物などを服用し、死を選択すること

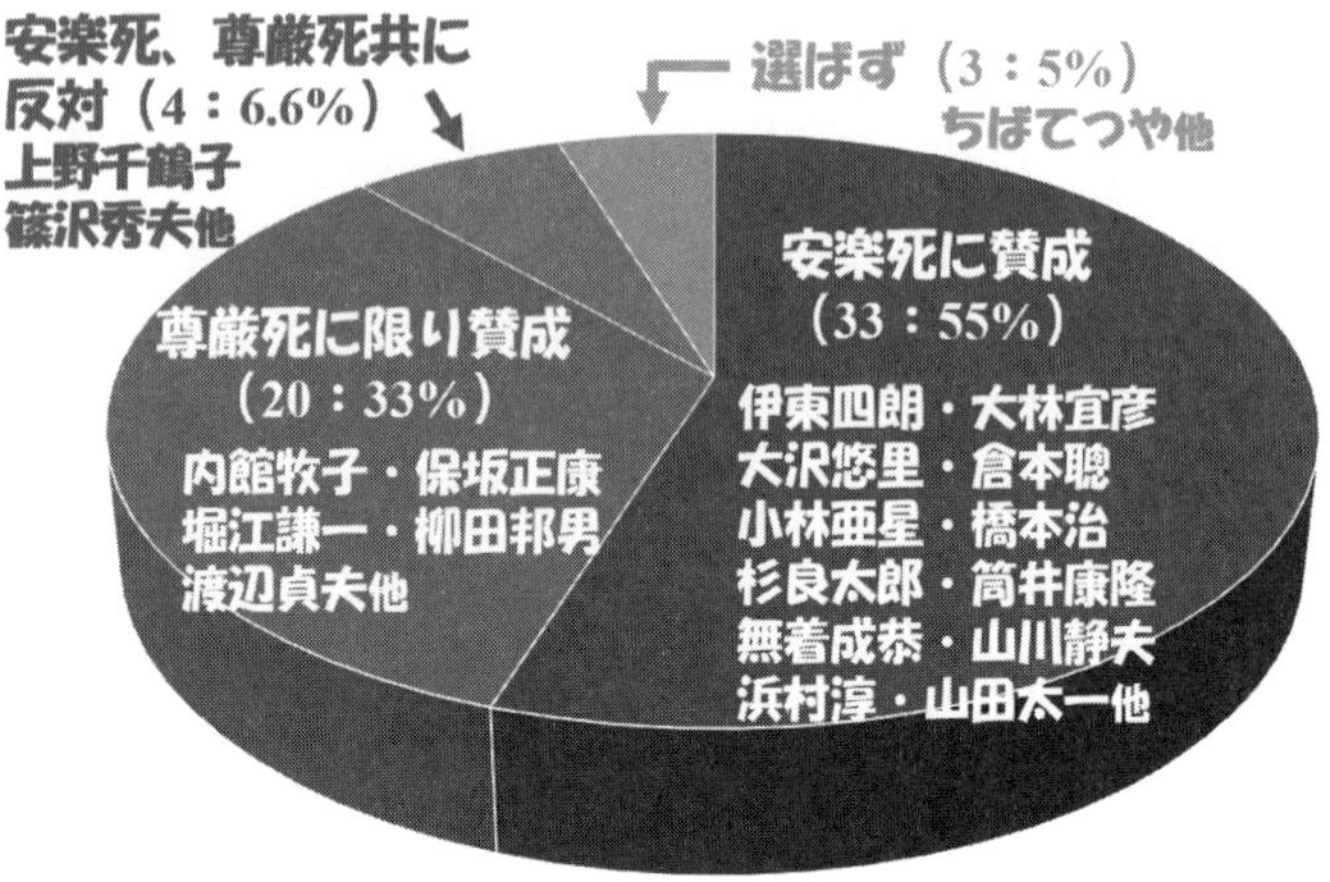

図5●『文藝春秋』二〇一七年三月号における有識者のアンケート結果（同誌をもとに作成）

尊厳死：患者の意思によって延命治療を行わない、または中止すること

このアンケートの結果は、私にとっては、驚くべきものでした。六〇名の回答者のうち、半分以上の三三名（五五％）がA、つまり安楽死に賛成を選んだのです。Bは二〇名（三三％）、Cは四名、どれも選ばない方が三名でした。本誌には、それぞれの回答者の名前と個々の理由も記載されています。こんなに多くの人が安楽死を望んでいるとは思いも寄りませんでした。皆さんは、この事実をどう受け止め、またどの選択肢を選ばれるのでしょうか？

ちなみに私の選択はBです。

意思表示の方法

いざとなった時のための意思表示としては、代表的なものとして、リビングウィル、事前指示書、ACP（アドバンス・ケア・プランニング）の三つが挙げられます。

まずリビングウィルですが、主として日本尊厳死協会が提唱しているもので、医療行為に対して本人の希望を医療者側に伝えるものです。当初は延命医療の拒否という本人の意思のみを伝えるものでしたが、時代と共に少し変化して、最近は代理意思決定者の署名や、具体的な医療行為の選択も盛り込まれるようになり、次にお示しする、事前指示書に似て来ています。

事前指示書は、事前指定書やアドバンス・ディレクティブ（AD）とも呼ばれています。もともとは、二〇〇七年に国立長寿医療研究センターにおいて始められた、「終末期の希望調査」というものに端を発しています。「私の医療に対する希望（終末期になったとき）」という表題のアンケートで、終末期になった時に、人工呼吸器接続などの付帯的な医療行為を望むか、望まないかというものです。その後、このアンケートを原型として各病院や各自治体で事前指示書が作成され、病院に通う患者のみならず、一般市民にも広められていきました。

京都市も二〇一七年に「終活」というパンフレットを作成し、事前指示書を添付して市民に配布し

終末期医療に関する事前指示書

※　終末期とは「生命維持処置を行わなければ、比較的短期間で死に至るであろう、不治で回復不能の状態」のことです。

作成日　　　　年　　月　　日

作成者

○　項目ごとにあなたの意思に沿った内容を書いておきましょう。なお、分からないことや決められないことは書かなくても構いません。
○　書いた内容はいつでも修正・撤回できます。また、定期的に見直すことも重要です。変更したときは、その日付を必ず記入しておきましょう。
○　作成するときは、医師やご家族、親しい人と相談のうえで行うとともに、この書面の存在を、医師やご家族、親しい人と共有しておきましょう。

1　基本的な希望（希望の選択肢にチェック☑してください。）

（1）痛みなど
- □　できるだけ抑えてほしい（□　必要なら鎮静剤を使ってもよい）
- □　自然のままでいたい
- □　その他（　　　　　　　　　　　　　　　　）

（2）終末期を迎える場所
- □　病院　　□　自宅　　□　施設　　□　病状に応じて
- □　その他（　　　　　　　　　　　　　　　　）

（3）上記以外の基本的な希望（自由にご記入ください。）

2　終末期になったときの希望（希望の選択肢にチェック☑してください。）

（1）心臓マッサージなどの心肺蘇生法
□　希望する　□　希望しない　□　その他（　　　　　　）

（2）延命のための人工呼吸器
□　希望する　□　希望しない　□　その他（　　　　　　）

（3）抗生物質の強力な使用
□　希望する　□　希望しない　□　その他（　　　　　　）

（4）胃ろうによる栄養補給
□　希望する　□　希望しない　□　その他（　　　　　　）

（5）鼻チューブによる栄養補給
□　希望する　□　希望しない　□　その他（　　　　　　）

（6）点滴による水分の補給
□　希望する　□　希望しない　□　その他（　　　　　　）

（7）上記以外の希望（自由にご記入ください。）

3　あなたが希望する医療について判断できなくなったとき、医師が相談すべき人

氏名		あなたとの関係	
連絡先			

※　この「終末期医療に関する事前指示書」は、国立長寿医療研究センターの「私の医療に対する希望（終末期になったとき）」を参考に作成したものです。

＜参考：各項目の説明＞

出典：国立長寿医療研究センター

	説明
1 基本的な希望	（1）痛みなど ・ 強い鎮痛薬（麻薬系鎮痛薬等）で痛みを抑えると、意識が低下する場合が多くあります。 ・ 鎮静剤を使うと、意識は低下するが、副作用で呼吸が抑えられることが多くあります。 ・ 「自然のままでいたい」とは、できるだけ自然な状態で死を迎えたい、したがって、ある程度痛みがあっても、強い薬で意識レベルを低下させることは避けてください、という希望です。
2 終末期になったときの希望	（1）心臓マッサージなどの心肺蘇生法 ・ 心肺蘇生とは、死が迫ったときに行われる、心臓マッサージ、気管挿管、気管切開、人工呼吸器の装着、昇圧剤の投与等の医療行為をいいます。 ・ 心臓マッサージをすると、心臓が一時的に動き出すことがあります。 ・ 気管挿管の場合、必ずしもすぐに人工呼吸器を装着するわけではなく、多くの場合、手動のバック（アンビューバック）を連結して医療スタッフが呼吸補助をします。この行為により、一時的に呼吸が戻ることがあります。
	（2）延命のための人工呼吸器 ・ 終末期の疾患の違いにより、装着後、死亡するまでの期間は異なります。
	（3）抗生物質の強力な使用 ・ 感染症の合併があり、通常の抗生剤治療で改善しない場合、さらに強力に抗生物質を使用するかどうかの希望です。
	（4）胃ろうによる栄養補給 ・ 事前に内視鏡と若干の器具を用い、局所麻酔下に開腹することなく、栄養補給のための胃ろうを作る手術（経皮内視鏡的胃ろう造設術）を受ける必要があります。鼻チューブよりも一般的に管理しやすい方法です。
	（5）鼻チューブによる栄養補給 ・ 胃ろうや鼻チューブでは、常に栄養補給ができます。しかし、終末期の状態では、供給された栄養を十分に体内に取り入れることができないため、徐々に低栄養になります。また、栄養剤が食道から口の中に逆流して肺炎を合併することがあります。
	（6）点滴による水分の補給 ・ すぐに重度の脱水にならないようにできます。栄養はほとんどなく、次第に低栄養が進行します。 ・ このほかに、太い静脈に点滴チューブを通し、より多くの栄養を持続的に入れる高カロリー輸液（ＩＶＨ）という方法がありますが、胃ろう・鼻チューブでの栄養補給のときと同様、終末期では徐々に低栄養になります。また、点滴チューブを介した感染症を起こすことがあります。

※ 医療行為について分からないことは、医師に相談するようにしてください。

写真 11●京都市の作成したパンフレット

たのですが、これが物議を醸しました。そのことを報じた、二〇一七年四月二五日付の京都新聞の記事を紹介します。それは「「延命治療諾否」冊子が物議　京都市配布に抗議も」という見出しの記事でした。（原文ママ、個人名は伏せています）

京都市は、人生の終末期の医療に備えて自らの希望をあらかじめ書きとめておく「事前指示書」を市民が作れるよう、関連リーフレットと併せ、各区役所などで4月から配布を始めた。人工呼吸器をはじめ、胃ろうなどの人工栄養法や看取（みと）りの場所といった希望を事前に医師や家族らと共有する目的だが、終末期医療に詳しい医師や法律家から「人工呼吸器」を使って生きる選択を難しくする」と撤回を求める声が上がっている。

市は事前指示書はA４版１枚で、リーフレット「終活」とともに３万部を配布している。意識のない状態や重度認知機能低下の場合、「家族に延命治療の判断が求められる」とし、胃ろうや「延命のための人工呼吸器」、点滴による水分補給、最期を迎えたい場所など計10項目について希望する・しないなど選択式で記す。「法的な拘束力はなく、内容はいつでも修正・撤回できる」と注釈を付ける。

「尊厳死法いらない連絡会」の〇〇弁護士は「市の配布に大変ショックを受けている。事前指示書の押しつけは、差別や弱者の切り捨てにつながる。尊厳死や安楽死思想と同じ流れだ。胃ろうや人工呼吸器を使って長く生きている人はおり、生きている生命にこそ価値がある」とし、市に近く抗議文を出す構えだ。

終末期医療を巡っては、治療の不開始（尊厳死）を書面で意思表示した場合、医師が殺人罪や自殺ほう助罪などに問われることを免責する法律はない。終末期の定義もあいまいだ。尊厳死の法制化を求める動きもあるが、日弁連は「終末期における医療・介護・福祉体制が十分に整備されていることが必須」で時期尚早とし、日本医師会も慎重意見を表明し、国レベルで決着が付いていない。

■病状説明なしにあり得ぬ

厚生労働省の「終末期医療に関する調査等検討会」委員だった○○医師の話　意思決定には十分な情報提供が大事。病状と介護支援の説明もない「事前の指示」はあり得ず、京都市のパンフレットは厚労省の「終末期医療の決定プロセスに関するガイドライン」と矛盾している。胃ろうで暮らす人への生活支援情報もない一方、「延命医療」など使うべきでない言葉もある。国で決定されたもののように誤解を与える。

■行政が旗振りに違和感

難病や終末期医療に詳しい○○病院の○○院長の話　事前指示書に関し、行政が旗振りするのは違和感がある。「患者のため」「命の尊厳のため」という言い方をするが、実際には医療費削減のため治らない患者の治療をしない、社会全体で延命させない流れを加速させかねない。患者から医師に一方通行の事前指示書を用いる前に医師と患者がまず十分に話し合う事が必要で、対話で作り上げる事前ケア計画の導入の方が良いだろう。

以上が、その記事の全文です。最後の事前ケア計画というのは、後に紹介するACPのことで、この導入を勧めている部分には共感しますが、この記事には多分に誤った誘導が見られるので、私は賛同できません。

私と同じような感想を持たれた京都大学大学院文学研究科准教授の児玉聡氏（生命倫理学・医療倫理学）が、SNSで二〇一七年四月三〇日に発信した『京都市の「事前指示書」は何が問題なのか』と題したブログでこの記事のファクトチェックをされていたので、以下にその一部を抜粋して紹介したいと思います。

（1）事前指示書と尊厳死協会のリビングウィルは違う

日本では尊厳死協会のリビングウィルが有名だが、これは延命措置の中止を医師に要請するもので、今回の京都市のものとは大きく内容が異なっている。京都市のものは治療の中止だけでなく、開始や継続を希望できるものである。新聞記事を読むと、この点が十分に理解されていなかったために京都市が治療中止を勧めているという誤解の下に批判がなされているようにも思える。

（2）病状と介護支援の説明もない事前指示はあり得ないについて

事前指示書は、もしものときに備えて健康なうちに書くものである。とはいえ、京都市の事前指示書は、「作成するときは、医師やご家族、親しい人と相談のうえで行う」ことを勧めており、医師らによる説明を排除するものではない。

（3）日本医師会は事前指示書に対して慎重な姿勢であるについて

日本医師会の横倉義武会長は、２０１７年3月26日の読売新聞に掲載された「超高齢時代のリビングウィル」と題された意見広告の中で、患者が本人の望む最期が迎えられるように、「できるだけ多くの国民の皆様に、リビングウィル、事前指示書を持ってもらえるように活動を進めていきたいと思っています」と日本医師会の立場を述べている。

日本医師会は尊厳死法には慎重な姿勢を示しているが、だからといって事前指示書の普及に反対しているわけではなく、むしろ積極的に推進している。両者は区別される必要がある。

（4）京都市のパンフレットは厚労省のガイドラインと矛盾しているについて

これは識者の意見として引用されており、本当であれば京都市の事前指示書はかなり問題があることになる。しかし、この意見も間違いである。

たしかに厚労省のガイドラインは終末期医療の方針の決定について、患者と医療従事者の話し合いを基本としている。だが、それはこのような事前指示書を排除するものではない。むしろこうした事前指示書は、患者本人に意識がないなどして、家族が決めなければならないときに大いに役立つ可能性がある。

児玉氏は以上のファクトチェックをしたあとで、事前指示書は「弱者の切り捨て」であるという論点について以下のように意見を述べています。

事前指示書は行政によって「押し付け」られたものではない。区役所などで配布されることを持って、行政が尊厳死や安楽死を推進していると主張するのは飛躍である。弱者への配慮と弱者への遠慮は異なる。弱者の望まない治療中止が行われることのないよう、行政も市民も十分に気を付ける必要があるが、弱者に遠慮するあまりに、終末期における人々の希望の表明を認めないとか、それを尊重しないと言った事態になってはいけない。

私は、児玉氏のファクトチェックはその通りだと思いますし、また、新聞記事の中の「生きている生命にこそ価値がある」という考えには疑問を持ちます。このことは前に紹介した、日本老年医学会のガイドラインにも記述されている通りです。また、人生の最終段階での医療・ケアを考える時に、必ず出て来るのは、ＡＬＳなどの難病の方々の問題です。少なくとも、私がここで論じているのはあくまでも高齢者が対象であって、難病や障碍者などの方々とは全く別な次元のものであることをご理解ください。

ただ、事前指示書における、「終末期になった時の医療の希望」の具体的な医療行為については、我々医療従事者でさえ選択に迷うものもあり、ましてや具体的なイメージのできない一般の方は、個々の医療の説明を受けても、決定しがたいというのが事実ではないでしょうか。さらに、「終末期」とひとくくりにいわれても、様々な病態があるとすると、結論だけを選んでいてもどういう状況においてそれが適応されるのか、判断に迷うことも多いと思われます。この辺りにも、事前指示書の限界があり、そこに、これから述べる、ＡＣＰが登場してくる所以があるのではないかと思います。

アドバンス・ケア・プランニング（ACP）とは

以前に紹介した、二〇一八年に改訂された、厚労省の「人生の最終段階における医療・ケアの決定プロセスに関するガイドライン」の解説編に、以下の文章があります。

今回の改訂は、ガイドライン策定から約一〇年の歳月を経た平成三〇年三月には、近年の高齢多死社会の進行に伴う在宅や施設における療養や看取りの需要の増大を背景に、地域包括ケアシステムの構築が進められていることを踏まえ、また、近年、諸外国で普及しつつあるＡＣＰ（アドバンス・ケア・プランニング：人生の最終段階の医療・ケアについて、本人が家族等や医療・ケアチームと事前に繰り返し話し合うプロセス）の概念を盛り込み、医療・介護の現場における普及を図ることを目的に「人生の最終段階における医療の普及・啓発に関する検討会」において、次の1）から3）までの観点から、文言変更や解釈の追加を行いました。

（1）本人の意思は変化し得るものであり、医療・ケアの方針についての話し合いは繰り返すことが重要であることを強調すること。
（2）本人が自らの意思を伝えられない状態になる可能性があることから、その場合に本人の意思を推定しうる者となる家族等の信頼できる者も含めて、事前に繰り返し話し合っておくことが重要であること。
（3）病院だけでなく介護施設・在宅の現場も想定したガイドラインとなるよう配慮すること。

この文章には厚労省のガイドラインの今回の改訂の目的が上手くまとめられていると思います。そして、このように明文化したことは、厚労省が事前指示書ではなくて、ＡＣＰの普及へ大きく舵を切ったことを示したものだと思います。

それを受けて、二〇一九年の日本老年医学会の「ＡＣＰ推進に関する提言」にはＡＣＰの定義について以下のように述べられています。

■ＡＣＰ（advance care planning）の定義

ＡＣＰは将来の医療・ケアについて、本人を人として尊重した意思決定の実現を支援するプロセ

スである

＊ＡＣＰの実践のために、本人と家族等と医療・ケアチームは対話を通し、本人の価値観・意向・人生の目標などを共有し、理解した上で、意思決定のために協働することが求められる。ＡＣＰの実践によって、本人が人生の最終段階に至り意思決定が困難となった場合も、本人の意思をくみ取り、本人が望む医療・ケアを受けることができるようにする。

そして現在、様々な医療機関、地区医師会、行政などが、ＡＣＰの普及の取り組みをはじめ、事前指示書ではなくて、エンディングノートといったものを作成し、市民の啓蒙活動を行い始めているのです。では、何故、今、ＡＣＰなのでしょうか？　その一つの理由が以下に示されています。

「Ｗｅｂ医療と介護」というウェブサイトの二〇一八年六月一一日版に、元厚生労働省医政局長の神田裕二氏が「本人の意思を尊重した人生の最終段階の医療・ケア」という論説を載せられています。その中で、一九九五年のＪＡＭＡという雑誌に載ったＳＵＰＰＯＲＴという論文（'A Controlled Trial to Improve Care for Seriously Ill Hospitalized Patients. The Study to Understand Prognoses and Preferences for Outcomes and Risks of Treatments (SUPPORT). The SUPPORT Principal Investigators,' JAMA, 274(20): 1591-8. 1995.）を引用して、事前指示書（ＡＤ）からＡＣＰに移行した歴史的変遷について解説されています。ちなみに

SUPPORTとは、The study to understand prognoses and preferences for outcomes and risks of treatments の頭文字をとったものです。

それによりますと、その研究は九〇〇〇名あまりの患者を対象にした臨床実験で、熟練した看護師が病状理解を確かめ、AD（アドバンス・ディレクティブ、事前指示書：どのような治療を受けたいか、延命治療の希望など）を聴取し、その情報を医師に伝えたグループとそうしなかったグループのふたつに分けて、二群を比較検討したものだそうです。そうすると、集中治療室の利用、DNAR（心肺停止時に蘇生を望まないこと）取得から死亡までの日数、疼痛やつらさ、患者の希望したことの遵守、医療コスト、患者・家族の満足度のいずれにも二群の間に差異は見られなかったとの結論になったそうです。ここで注目すべき点は、「患者の希望したことの遵守」に差はなかったということです。つまり、事前指示書を書いているだけでは、必ずしも人生の最終段階において、患者の意思は反映されないということが判明したのだそうです。

事前指示書（AD）の問題点として、神田氏は以下の点を挙げています。

（1）代理決定者が、事前に患者や医療従事者と患者のADの内容や背景、理由などについて十分話し合っていないため、ADに沿った意思決定ができない。

（2）個別の医療行為に関するADをすべて予測して準備することは不可能。詳細に書こうとすれ

表1●3つの意思表示の違い（京都がん研究会メールマガジン第142号より改編）

項目	リビングウィル	事前指示書	ACP
代理意思決定者の選定	△	○	○
治療などに関する希望の明示	○	○	○
本人一人で実施できる	○	○	×
本人ーケア提供者の協働	△	△	○
話し合いのプロセスを重視	×	×	○
決断の裏にある価値を重視	△	△	○

○：はい　△：一部はい　×：いいえ

ばするほど柔軟性が失われ実際の現場での適用が難しい。

（3）代理決定者の選択は本人の選択と異なる場合が少なくない。

一方、ＡＣＰでは、患者の意思が確認できない場合に、患者の考えや価値が共有されていることによって、患者の意思を推定する際の貴重な道しるべになる。その結果複雑な状況にも対応可能になると結論づけておられます。

リビングウィル、事前指示書（ＡＤ）、ＡＣＰについては、以下の表のようなそれぞれの特徴があります。

つまり、リビングウィルと事前指示書（ＡＤ）は、本人が一人で書けるものなので、代理意思決定者に本人の考えが伝わっていなかったり、その書類の存在そのものが知られていないこともあり得ます。さらには、代理意思決定者が、自分が指名されたことを知らないという事態もありうるのです。また、前に述べたように具体的な医療行為の施行、不施行の希望だけが表明されていても、柔軟性に欠けるので、状況によってはそれが適応されないこともあるのです。

そんな事態を避けるために、本人と代理意思決定者とされる方、そして医療・ケアチームのみんなが集まって、話し合いなさい、そして、その話し合いのプロセスを大事にしなさいというのがACPの根幹と言えます。結論だけを重視するのではなく、そこに至る本人の生き方や逝き方に対する考え方を尊重するべきだというものです。

ですから、現在エンディングノートなどが作成されていますが、それは意思表示の話し合いのツールとして使われるべきであって、話し合いのプロセスを大切にすること、そしてそれが、神田氏の言う貴重な道しるべになるという点を忘れてはいけないと思います。

ACPが求められる現場

今、ACPが求められる現場として、大きく分けて次の三つが考えられます。一つは緩和医療、つまり末期の癌を抱え死期が迫っている患者さんたち、二つ目は、救急医療・集中医療の現場、事故などで急に予想外の致死的な病態となり、自分の意思を表明できなくなった場合、そして最後が認知症を抱える高齢者の現場です。

それぞれが、重なり合っている部分もあるのですが、その重なりを抜きにした集団を考えると、例えば、進行癌で緩和医療を受けている患者さんは、認知症でなければたいてい頭はしっかりしていますから、ほぼ最後の最後まで、自分の意思を表明することはできます。つまり、多くの場合、その都度、その都度話し合いをすればいいのであって、その話し合いをすること自体はとても大事なのですが、「本来の」ＡＣＰとはちょっと違うのかなという気がします。広い意味ではＡＣＰと呼んでもよいのかもしれませんが。

また、救急・集中医療の現場で、重なりがない部分、つまり認知症ではないが自分の意思が表明できない状況、というのは、重大な事故だとか、重篤な病気の急な発症とか、非常にまれなケースだと思います。そのようなまれなケースを想定して、あらかじめＡＣＰを遂行するというのも、なかなか無理な話だと私は思います。

要するに、ＡＣＰの一番の対象は、認知症になる前の高齢者なのです。厚労省のガイドラインも元々は、主としてそういうケースを想定して書かれたものであろうと私は思っています。その点をしっかり踏まえて議論しないと、誤った方向に向かい、前述した京都新聞の記事のように市民に誤った印象を与えてしまいかねません。

厚労省は、ＡＣＰに「人生会議」という、残念ながら私にしてみればいささか「ダサい」愛称を付け、世間への普及を図っています。そういった意思表示の必要性を説くことはとても大切なことと思いますが、ＡＣＰをどのように実践していくのかについては、まだまだこれからの課題だと思います。本人と代理意思決定者と医療・介護関係者が一同に会して繰り返し話し合いを持つということは、そう簡単なことではありません。ましてやそんな場で、自分の人生観や生き様を問われるなんてことは、私は個人的にはいらぬお世話だと思っています。そんなに肩肘張って話し合わなくても、自分の人生の最期を委ねられる、かかりつけ医を持っておいて、私の提案した、「平穏死宣言」を家族に託すくらいでいいのではないかと内心では思う次第です。

おわりに

二〇一九年秋は、ラグビーワールドカップにおける日本代表の活躍に、日本全体が熱狂した季節でした。実は、私も学生時代は京都大学医学部ラグビー部に所属したラガーマンでした。出身高校にはラグビー部が無かったので、全くの初心者でしたが、大学に入ったらラグビーをやろうと当時医学部を目指していた高校の同級生三人で心に決めていました。

多くの医学部は本学の運動クラブとは別の独立したクラブを持っています。ラグビーに関しては、関西では関西医歯薬（医学部、歯学部、薬学部の集まり）という大会があり、全国的には西日本医学生大会（西医体）という大きな大会がありました。もちろんレベルはそれほど高くはなく、私たちのクラブも有名大学のラグビー部に比べれば赤子のようなものでした。

私の学年は同期の新入生が当初一〇人入部しました。私の上の学年は、二年続けて、一人ずつしか入部者がなかったので、大勢の新人の入部に、OB達は大いに喜び、その分期待も大きく、飲み会では毎回随分はっぱをかけられました。ちなみに、私は小さな身体ですから、ポジションはスクラムハーフでした。実際、数の力は大きく、四回生の時には（京大では一年生を一回生と呼ぶ習慣があります）、関西医歯薬大会で優勝することが出来、クラブ創設以来、第二期の黄金時代と呼ばれたものです。

その後、「次は西医体優勝だ！」と皆、士気が上がっていた矢先の事でした。ある練習試合で、一番（プロップというポジションで、スクラムの第一列の左端）をやっていた私の同級生が、スクラムがつぶれた際に首をひねって、頚髄損傷を負ってしまいました。みんながブレイクして立ち上がった時に、一人仰向けに寝たまま、「体が動かん！」と言った彼の姿が今でも目に浮かびます。そのまますぐに病院に運んだのですが、首から下の麻痺は回復しませんでした。さらに、合併症なども引き起こしてしまい、約一ヶ月後に亡くなってしまいました。今になって思えば、麻痺は残っても、最低限車いすの生活は送れたのではないかと悔やまれます。

あれから四〇年以上経ったのですが、今回のラグビーブームを迎えて、そんな過去の記憶が蘇って来ました。加えて、実は、そのラグビー部の同期で、学生時代を一緒に過ごし、卒業後も長年の親友であった別な同級生を、二〇一八年膵臓癌で亡くしました。彼が身体の異常を最初に私に相談して来て、精査の上その病気が判明してから、約二年の闘病の後でした。彼の訃報を受けた時は、いささか突然であったものの、予想されたことであり、それほどの驚きはありませんでした。そして、その後、何となく私にとって、死というものへの恐怖が薄らいできたような気がします。私は無宗教なので、死後の世界があるとは思いませんから、また彼らに会えるというような思いはありませんが、「まあ、人間いつかは死ぬんだし、あいつが少し先に行っちゃっただけだよな。俺もそのうちか」というような感覚になりました。死生観が少し変わって来たのだと感じています。

現在、私の両親は高齢ながら健在でいます。広島の実家で二人暮らしをしており、九八歳の父の面倒を、九二歳の母がみているという典型的な老々介護です。父は超高齢にも拘わらず、身体は結構丈夫で、日常生活動作（ＡＤＬ）はほぼ自立しているのですが、認知症があり、特に短期記憶の障害は重度です。五分前に説明したことも忘れてしまうので、繰り返し説明する必要があります。加えて、高度の難聴があり、こちらの言いたいことは筆談でしか理解できません。

こんな父を二四時間介護している母の苦労は大変だと思うのですが、父は、地元のデイサービスやショートステイには全く行こうとはしません。そんな母を少しでも休ませるために、父を私の施設で一週間ぐらい預かろうと計画したのですが、父にその話をすると、当初は母に向かって「そうやってわしを追い出して、自分だけ楽をしようと思っとるんやろ」と、呆れかえるようなことを言って、怒るのでした。そんな父を、騙し騙し説得し、なんとか箕面に連れて来て、私の施設に預かることになりました。

一週間程度の滞在と説明していたのですが、入所して最初の三日くらいは、毎日、朝食が終わると、服を着替え、荷物をパッキングし、家に帰るぞと私を待っているということが続きました。スケジュールを紙に書いて壁に貼っておいても、今度は夕方に帰り支度をすることもありました。毎日晩酌をしないと気が済まない父なので、日本酒の小瓶を買って来て、施設の個室で連日夕食に付き合いました。

同じ話を何度も聞き、同じ質問に何度も答えたりしながら、それでも笑いながら対応している自分を発見して、つくづくこの世界に身を置いていてよかったと感じました。以前の仕事のままだったら、時間的にも、精神的にもこんな認知症の父の世話は到底できなかったでしょう。父の世話をしながら、少しでも母を休ませることができ、この歳になって、最後の親孝行ができたなと思っています。今となっては、私の人生を変えた多くの出逢いに感謝する次第です。

最近、「人生一〇〇年時代を迎えるにあたって」といったフレーズをよく目にするようになりました。男女差はありますが、平均寿命が八〇歳代、ましてや健康寿命が七〇歳代の現実において、どうして一〇〇という数字が出てきたのか、そこに近い父を持つ身でありながら、私はいささか違和感を覚えます。これからは、一〇〇歳まで生きる人が増えてくるというだけの意味かもしれませんが、「健康寿命の延伸！」というスローガンと併せて、「健康に」長生きすることだけが、目的化しているようでどうも納得できません。

本文中にも紹介したように、有識者の五割以上が「安楽死」を望んでいるという現実も踏まえると、誰も長寿のみを目指してはいないのではないでしょうか。どのように生きてどのように逝くのか、一人一人が真剣に考え、いずれ弱っていく身を誰にどのように託すのか、そのことを周りに伝えておくことが重要なのだと思います。

最後になりますが、こうして波乱の人生を振り返ってみて、今思うに、それぞれの岐路において下した決断に、悔いは全くありません。ただそうした決断以外で一つ悔やまれるのは、自分勝手に好きに仕事をし、好きに遊んで、家庭を顧みることがなかったため、妻に多大な苦労をかけてしまったことです。そもそも自分達の結婚式では、私はある先人の言葉を引いて、「人を愛するということは、その人の個性が十分に発揮できるようにしてあげることだ。それを実践していきたい」と述べていました。私としては、妻にはその個性が発揮できるように、できるだけ自由に生きてもらったつもりですが、それは、あくまでもワンオペで三人の子供の育児をし、家庭を守るという過酷な条件の下でのことでした。私がここに述べて来たような仕事に専念できたのは、妻のそうした支えがあったからです。家事と仕事と趣味という三つを超人的なエネルギーでこなし、今でも向上心を失わない妻を尊敬すると共に、遅ればせながら心より感謝の意を表したいと思います。

と、元々はこれで「おわりに」は終わるはずでしたが、後日談があります。実は私の長女は出版関係の仕事をしています。それだけに、彼女には私の書く拙い文章を見せるのが恥ずかしくて、この本のことはしばらく隠していたのですが、いよいよ出版が実現しそうになって来たので、一度原稿を読んでもらいました。この「おわりに」を読んだ長女の感想は、「私からすると、母さんこそ、父さんの『個性が十分に発揮できるようにしてあげること』すなわち『愛するということ』を全うしようとしてきたと思う」でした。その指摘を受けて、ああ、そうか、そうだったのかと、そのことにはじめて気が付いた愚かな夫でした。

二〇二〇年一一月　筆者

参考文献

1. 後藤正治『生体肝移植——京大チームの挑戦』岩波新書、二〇〇二年
2. 石飛幸三『「平穏死」という選択』幻冬舎ルネッサンス新書、二〇一二年
3. 大井玄『「痴呆老人」は何を見ているのか』新潮新書、二〇〇八年
4. 『日本医師会雑誌』一四三巻・第四号、二〇一四年
5. 大井弦『痴呆の哲学——ぼけるのが怖い人のために』(シリーズ生きる思想)、弘文堂、二〇〇四年
6. 小澤勲『痴呆を生きるということ』岩波新書、二〇〇三年
7. くさか理樹『ヘルプマン!』講談社、二〇〇三年八月〜二〇一四年九月連載、のち朝日新聞出版『週刊朝日』二〇一四年一二月より連載
8. 本田美和子、イヴ・ジネスト、ロゼット・マレスコッティ『ユマニチュード入門』医学書院、二〇一四年

9. 厚生労働省「人生の最終段階における医療・ケアの決定プロセスに関するガイドライン」平成三〇（二〇一八）年三月改訂
10. 「「高齢者の終末期の医療およびケア」に関する日本老年医学会の「立場表明」二〇一二」
11. 日本老年医学会「高齢者ケアの意思決定プロセスに関するガイドライン」平成二四（二〇一二）年六月二七日
12. 中村仁一『大往生したけりゃ医療とかかわるな――「自然死」のすすめ』幻冬舎新書、二〇一二年
13. 日本老年医学会「ＡＣＰ推進に関する提言」二〇一九年
14. 『文藝春秋』第九五巻第三号（二〇一七年三月号）

人名索引

事項索引

阿曽沼克弘（あそぬま　かつひろ）

介護老人保健施設ニューライフガラシア施設長
医学博士

1955年広島県生まれ。1981年京都大学医学部卒業後、京都大学医学部外科学教室入局。

京都大学第二外科在職中には、米国ピッツバーグ大学、ハーバード大学に留学。財団法人倉敷中央病院、京都大学医学部移植免疫学講座などに勤務。熊本大学医学部附属病院移植医療学特任教授を経て、2018年より現職。

趣味はギターの弾き語り。ニューライフガラシアのイメージソング「わらうた」を自ら作詞作曲し、YouTubeなどで披露している。

学術選書

歌う外科医、介護と出逢う
——肝移植から高齢者ケアへ　学術選書 094

2020年12月10日　初版第1刷発行

著　　者…………阿曽沼克弘

発 行 人…………末原　達郎

発 行 所…………京都大学学術出版会
京都市左京区吉田近衛町 69
京都大学吉田南構内（〒606-8315）
電話（075）761-6182
FAX（075）761-6190
振替 01000-8-64677
URL http://www.kyoto-up.or.jp

印刷・製本…………㈱太洋社

装　　幀…………鷺草デザイン事務所

ISBN 978-4-8140-0304-4
定価はカバーに表示してあります

学術選書［既刊一覧］

＊サブシリーズ　「心の宇宙」→ 心　「諸文明の起源」→ 諸
「宇宙と物質の神秘に迫る」→ 宇

035 ヒトゲノムマップ　加納 圭
036 中国文明 農業と礼制の考古学　岡村秀典 諸 6
037 新・動物の「食」に学ぶ　西田利貞
038 イネの歴史　佐藤洋一郎
039 新編 素粒子の世界を拓く 湯川・朝永から南部・小林・益川へ　佐藤文隆 監修
040 文化の誕生 ヒトが人になる前　杉山幸丸
041 アインシュタインの反乱と量子コンピュータ　佐藤文隆
042 災害社会　川崎一朗
043 ビザンツ 文明の継承と変容　井上浩一 諸 8
044 江戸の庭園 将軍から庶民まで　飛田範夫
045 カメムシはなぜ群れる？ 離合集散の生態学　藤崎憲治
046 異教徒ローマ人に語る聖書 創世記を読む　秦 剛平
047 古代朝鮮 墳墓にみる国家形成　吉井秀夫 諸 13
048 王国の鉄路 タイ鉄道の歴史　柿崎一郎
049 世界単位論　高谷好一
050 書き替えられた聖書 新しいモーセ像を求めて　秦 剛平
051 オアシス農業起源論　古川久雄
052 イスラーム革命の精神　嶋本隆光
053 心理療法論　伊藤良子 心 7
054 イスラーム 文明と国家の形成　小杉 泰 諸 4
055 聖書と殺戮の歴史 ヨシュアと士師の時代　秦 剛平
056 大坂の庭園 太閤の城と町人文化　飛田範夫
057 歴史と事実 ポストモダンの歴史学批判をこえて　大戸千之
058 神の支配から王の支配へ ダビデとソロモンの時代　秦 剛平
059 古代マヤ 石器の都市文明［増補版］　青山和夫 諸 11
060 天然ゴムの歴史 ヘベア樹の世界一周オデッセイから「交通化社会」へ　こうじや信三
061 わかっているようでわからない数と図形と論理の話　西田吾郎
062 近代社会とは何か ケンブリッジ学派とスコットランド啓蒙　田中秀夫
063 宇宙と素粒子のなりたち　糸山浩司・横山順一・川合 光・南部陽一郎
064 インダス文明の謎 古代文明神話を見直す　長田俊樹
065 南北分裂王国の誕生 イスラエルとユダ　秦 剛平
066 イスラームの神秘主義 ハーフェズの智慧　嶋本隆光
067 愛国とは何か ヴェトナム戦争回顧録を読む　ヴォー・グエン・ザップ著・古川久雄訳・解題
068 景観の作法 殺風景の日本　布野修司
069 空白のユダヤ史 エルサレムの再建と民族の危機　秦 剛平
070 ヨーロッパ近代文明の曙 描かれたオランダ黄金世紀　樺山紘一 諸 10
071 カナディアンロッキー 山岳生態学のすすめ　大園享司
072 マカベア戦記㊤ ユダヤの栄光と凋落　秦 剛平

073 異端思想の500年　グローバル思考への挑戦　大津真作
074 マカベア戦記㊦　ユダヤの栄光と凋落　秦　剛平
075 懐疑主義　松枝啓至
076 埋もれた都の防災学　都市と地盤災害の2000年　釜井俊孝
077 集成材〈木を超えた木〉開発の建築史　小松幸平
078 文化資本論入門　池上　惇
079 マングローブ林　変わりゆく海辺の森の生態系　小見山　章
080 京都の庭園　御所から町屋まで㊤　飛田範夫
081 京都の庭園　御所から町屋まで㊦　飛田範夫
082 世界単位　日本　列島の文明生態史　高谷好一
083 京都学派　酔故伝　櫻井正一郎
084 サルはなぜ山を下りる？　野生動物との共生　室山泰之
085 生老死の進化　生物の「寿命」はなぜ生まれたか　高木由臣
086 ？👁！　哲学の話　朴　一功
087 今からはじめる哲学入門　戸田剛文　編
088 どんぐりの生物学　ブナ科植物の多様性と適応戦略　原　正利
089 何のための脳？　AI時代の行動選択と神経科学　平野丈夫
090 宅地の防災学　都市と斜面の近現代　釜井俊孝
091 発酵学の革命　マイヤーホッフと酒の旅　木村　光
092 股倉からみる『ハムレット』　シェイクスピアと日本人　芦津かおり
093 学習社会の創造　働きつつ学び貧困を克服する経済を　池上　惇
094 歌う外科医、介護と出逢う　肝移植から高齢者ケアへ　阿曽沼克弘